丛书主编 [美]乔恩·卡尔森(Jon Carlson)　马特·恩格
译丛主编 郭本禹

教育部普通高等学校人文社会科学重点研究基地南京师范
江苏省重点学科心理学一级学科点资助成果

心 理 治 疗 译 丛

关系文化治疗

[美]朱迪斯·约旦(Judith Jordan)◎ 著

徐萍萍 郭本禹◎ 译

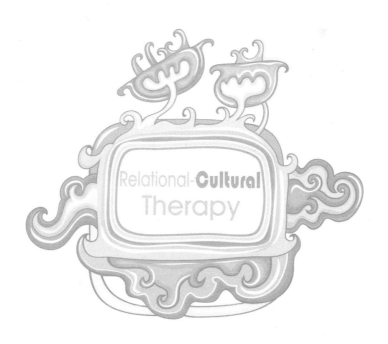

全国百佳图书出版单位
时代出版传媒股份有限公司
安徽人民出版社

图字:1211899 号

Relational Cultural Therapy
Authored by Judith V. Jordan
Copyright©2010 by the American Psychological Association .
Simplified Chinese language edition published by Anhui People's Publishing House Copyright©2012
This Work was originally published in English under the title of: Relational Cultural Therapy as a publication of the American Psychological Association in the United States of America. Copyright©2010 by the American Psychological Association (APA). The Work has been translated and republished in Simplified Chinese language by permission of the APA. This translation cannot be republished or reproduced by any third party in any form without express written permission of the APA. No part of this publication may be reproduced or distributed in any form or by any means, or stored in any database or retrieval system without prior permission of the APA.

图书在版编目(CIP)数据

关系文化治疗 / (美)约旦著;徐萍萍,郭本禹译.——合肥:安徽人民出版社,2011.10(心理治疗译丛/郭本禹主编)

ISBN 978 - 7 - 212 - 04549 - 4

Ⅰ.①关… Ⅱ.①约…②徐…③郭… Ⅲ.①人际关系—研究 Ⅳ.①C912.1

中国版本图书馆 CIP 数据核字(2011)第 265621 号

关系文化治疗

(美)朱迪斯·约旦 著   徐萍萍 郭本禹 译

出 版 人:胡正义   总 策 划:胡正义
责任编辑:张 旻 郑世彦   装帧设计:宋文岚

出版发行:时代出版传媒股份有限公司 http://www.press—mart.com
        安徽人民出版社 http://www.ahpeople.com
        合肥市政务文化新区翡翠路 1118 号出版传媒广场八楼
        邮编:230071 营销部电话:0551—3533258 0551—3533292(传真)
制 版:合肥市中旭制版有限责任公司
印 制:合肥创新印务有限公司
        (如发现印装质量问题,影响阅读,请与印刷厂商联系调换)

开本:710×1010 1/16   印张:10.75   字数:130 千
版次:2012 年 11 月第 1 版 2012 年 11 月第 1 次印刷

标准书号:ISBN 978 - 7 - 212 - 04549 - 4   定价:26.00 元

目　录

译丛序言 ················· 1

丛书序言 ················· 1

如何使用本书配套的 APA 心理治疗录像 ······· 1

1. 导言 ················· 1

2. 历史 ················· 9

3. 理论 ················· 26

4. 治疗过程 ·············· 38

5. 评价 ················· 76

6. 未来发展 ·············· 89

7. 总结 ················· 106

关键术语表 ··············· 115

推荐阅读 ················ 123

参考文献 ················ 124

索引 ·················· 142

作者简介 ················ 151

丛书主编简介 ············· 153

译后记 ················· 155

译 丛 序 言

毋庸置疑,进入 21 世纪后,人类迅速地坠身于一个急剧变化的社会之中,那种在海德格尔眼中"诗意栖居"的生活看似已经与我们渐行渐远,只剩下一个令人憧憬的朦胧魅影。因此,现代人在所谓变得更加现实的假象中丧失了对现实的把握。他们一方面追求享受,主张及时享乐,并且能精明地计算利害得失;另一方面却在真正具有意义的事情上显示出惊人的无知与冷漠。这些重要的事情包括:生与死、理想与现实、幸福与疾苦、存在与价值、尊严与耻辱,等等。例如,2010 年 10 月,轰动全国的"药家鑫事件"再一次将当代社会中人类心理的冷酷与阴暗面赤裸裸地曝晒在大众的视线之中。与此同时,当今日益加快的生活节奏、沸沸扬扬的时尚热潮、不计其数的社会问题正在不断侵蚀着我们的生活乐趣,扰乱着我们的生活节奏。例如,日益激烈的职业与生存竞争导致了现代社会中人际关系的淡薄与疏远,失业、职业倦怠与枯竭、人际焦虑、沟通障碍等一连串的问题催化了"人"与"办公室"的矛盾;家庭关系也因受到社会变革的冲击而被蒙上了巨大的阴霾,代沟、婚变、购房压力、赡养义务、子女入学等一系列的困难严重地激化了"人"与"家庭"的矛盾。诸如此类的矛盾导致人们的心灵愈来愈难以寻觅到一个哪怕只是稍作休憩、调适的时间与空间。这最终引发了各种层出不穷的心理问题。在这种情况下，心理咨询与治疗已然成为了公众的普遍需要之一，其意义、形式与价值也得到了社会的一致认可。例如，在 2008 年面对自我国唐山地震后最为严重自然灾难之一的四川汶川大地震时，心理治疗与干预就有效地减轻了受灾群众的创伤性体验，并在灾后心理重建方面发挥了不可替代的作用。

值得欣喜的是，我国的心理治疗与咨询事业也在这种大背景下绽放出了旺盛的生命力。2002 年，心理咨询师被纳入《国家职业大典》，从而正式成为了一门新的职业。2003 年，国家开始组织心理咨询师职业资格考试。心理咨询师甚至被誉为"21 世纪的金领行业"①。目前，我国通过心理咨询师和心理治疗师资格证书考试的人数有 30 万左右。据调查，截止到 2009 年 6 月，在苏州持有劳动部颁发的国家二级、三级心理咨询师资格证书者已达到 2000多人②；截止到 2010 年 1 月，在大连拥有国家心理咨询师职业资格证书者有 3000 多人，这一数字意味着在当地每 2000 人中即拥有一名心理咨询师③。但就目前而言，我国心理治疗与咨询事业还存在着诸多问题。譬如，整个心理治疗与咨询行业管理混乱，人员鱼龙混杂，专业水平参差不齐，从而成为阻碍这一行业发展的瓶颈。"造成这一现象的原因尽管很多，但最根本的原因，乃是中国大陆心理咨询师行业未能专业化使然。"④因此，提高心理咨

---

① 徐卫东：《心理咨询师，21 世纪的金领行业》，《中国大学生就业》，2010，10。
② 沈渊：《苏州国家心理咨询师人数超两千》，《姑苏晚报》，2009，6－7－3。
③ 徐晓敬：《大连每 2000 人即拥有一名心理咨询师》，《辽宁日报》，2010，3－24－7。
④ 陈家麟、夏燕：《专业化视野内的心理咨询师培训问题研究——对中国大陆心理咨询师培训八年来现状的反思》，《心理科学》，2009，32(4)。

询师与治疗师的专业素养已经成为推动这一行业健康发展亟待解决的问题。

对于普通大众而言,了解心理治疗与咨询的基本知识可以有效地预防自身的心身疾病,改善和提高生活质量;而对于心理治疗与咨询行业的从业人员而言,则更有必要夯实与拓展相关领域的专业知识。这意味着专业的心理治疗与咨询行业工作者除了掌握部分心理治疗与咨询的实践技巧与方法之外,更需要熟悉相应治疗与咨询方案的理念渊源及其核心思想。心理学家吉仁泽(G. Gigerenzer)指出:"没有理论的数据就像没有爹娘的孤儿,它们的预期寿命也因此而缩短。"[1]这一论断同样适用于形容心理治疗技术与其理论之间的关系。事实上,任何一种成功的心理治疗方案都有着独特的、丰厚的思想渊源与理论积淀,而相应的技术与方法不过是这些观念的自然延伸与操作实践而已。"问渠那得清如许? 为有源头活水来。"只有奠基于治疗理论之上的治疗方法才不至于沦为无源之水。

尽管心理治疗与咨询的历史不过百年左右,但在这之后,心理治疗理论与方法便如雨后春笋,相互较劲似地一个个冒出了新鲜的泥土。据统计,20 世纪 80 年代的西方心理学有 100 多种心理治疗理论,到 90 年代这个数字就翻了一番,出现了 200 多种心理治疗理论,而如今心理治疗理论已接近 500 种。这些治疗理论或方法的发展顺随时代的潮流,有些一出现便淹没在大潮中,而有些则始终走在潮流的最前沿,如精神分析学、行为主义、人本主义、认知主义、多元文化论、后现代主义等思潮。就拿精神分析学

---

[1]　G. Gigerenzer. Surrogates for theories. *Theory & Psychology*,1998,8。

与行为主义来说，它们伴随心理学研究的深化与社会的发展而时刻出现日新月异的变化，衍生出更多的分支派别。例如，精神分析理论在弗洛伊德之后便出现了心理分析学、个体心理学、自我心理学、客体关系学派、自体心理学、社会文化学派、关系学派、存在分析学、解释精神分析、拉康学派、后现代精神分析、神经精神分析等；又如，行为主义思潮也飞溅出各式各样的浪花：系统脱敏疗法、满灌疗法、暴露疗法、厌恶疗法、代币制疗法、社会学习疗法、认知—行为疗法、生物反馈疗法等。一时间，各种心理治疗理论与方法如繁星般以"你方唱罢我登场"方式在心理治疗与咨询的天空中竞相斗艳，让人眼花缭乱。

那么，我们应该持有怎样的态度去面对如此琳琅满目的心理治疗理论与方法呢？对此，我们想以《爱丽丝漫游奇境记》中的一个故事来表明自己的立场：爱丽丝与一群小动物身上弄湿了，为了弄干身上的水，渡渡鸟（Dodo bird）提议进行一场比赛，他们围着一个圈跑，跑了大概半个小时停下来时，他们的身上都干了。可是，没有人注意各自跑了多远，跑了多久，身上是什么时候干的。最后，渡渡鸟说："每个人都获胜了，所有人都应该得到奖励。"心理学家罗森茨韦格（M. Rosenzweig）将之称为"渡渡鸟效应"，即心理治疗有可能是一些共同因素在发挥作用，而不是哪一种特定的技术在治愈来访者。这些共同的因素包括来访者的期望、治疗师的人格、咨访关系的亲密程度等。而且，已有实证研究证实，共同因素对治疗效果发挥的作用远远超过了技术因素。然而，尽管如此，我们认为，各种不同治疗取向的存在还是十分有必要的，对于疾病来说，可能很多"药物"（技术）都能起作用，但是对于人来说，每个人喜欢的"药"的味道却不一样。因此，每一对治疗师与来访者若能选择其喜爱的治疗方法,来共同度过一段时光,岂不美哉?! 而且,事实上,经验表明,在治疗某种特定的心理疾病时,也确实存在某些方法使用起来会比另外一些方法更加有效的现象。

因此,在这个越来越多元化发展的世界中,我们当然有理由保持各种心理疗法的存在并促进其发展。美国心理学会(APA)在这方面做了大量工作,APA 对学校开设的课程、受读者欢迎的著作、广泛参与的会议进行了深入的调研,确定了当今心理治疗领域最为重要的、最受欢迎的、最具时代精神的 24 种理论取向,并且选取了相关领域的领军人物来撰写这套《心理治疗丛书》。这些领军人物不但是相关理论的主要倡导者,也是相关领域的杰出实践者;他们在每本书中对每一种心理治疗理论取向的历史作了简要回顾,对其理论进行了概括性阐述,对其治疗过程进行了翔实的展示,对其理论和疗效做出了恰当的评价,对其未来发展提出了建设性的展望。

这套书可谓是"麻雀虽小,五脏俱全"。整套书可以用五个字来概括:短、新、全、权、用。"短"是短小精悍,本丛书每册均 200 页左右,却将每种取向描述得淋漓尽致。"新"是这套丛书的英文版均是 2009 年及其以后出版的,书中的心理治疗取向都是时下最受欢迎与公认的治疗方法。"全"是指这套丛书几乎涵盖了当今心理治疗领域所有重要的取向,这在国内目前引进的心理治疗丛书中还是不多见的。"权"是指权威性,每一本书都由相关心理治疗领域的领军人物撰写。"用"是指实用性,丛书语言生动,内容明了,案例鲜活;尤其可贵的是每本书还有配套 DVD 可供使用,这些 DVD 所展现的都是真实的案例,极好地演示了治疗理论在实践中的具体应用。因此,这套书对于当今心理咨询与治疗从业者、心理学专业学生以及关注自身心理健康的一般读者来说都是不错的专业和普及读本。

　　这套书由安徽人民出版社引进出版,社领导给予高度重视,并提出很多指导性的意见。同时,时代出版传媒股份有限公司的领导也表达了深切的关怀,并提供了专项出版基金资助。出版社的各位编辑、版贸部工作人员也付出了辛勤的劳动。各位译者均是活跃在心理学界的一线工作者,具有扎实的理论功底与敏锐的专业眼光,他们的努力使得本套书最终能呈现在各位读者面前。我们在此一并表达诚挚而衷心的感谢!

郭本禹

2011 年 10 月 10 日

于南京郑和宝船遗址·海德卫城

丛 书 前 言

　　有人可能会认为,在当代心理治疗的临床实践中,循证(evi-dence-based)干预以及有效的治疗结果已经掩盖了理论的重要性。也许是这样吧。但是,作为本丛书的编者,我们并不打算在这里挑起争论。我们确实了解到,心理治疗师一般都会采用这种或那种理论,并根据该理论来进行实践,这是因为他们的经验以及几十年的可靠证据表明,持有一种合理的心理治疗理论,会使治疗取得更大的成功。不过,在具体的助人过程中,理论的作用还是很难解释。下面这段关于解决问题的叙述,将有助于传达理论的重要性:

　　伊索(Aesop)讲述了一则寓言:关于太阳和风进行比赛,以确定谁最有力量。他们从天空中选中了一个在街上行走的人,风打赌说他能够脱掉那个人的外套。太阳同意了这次比赛。风呼呼地吹着,那个人紧紧地裹着他的外套。风吹得越猛烈,他就裹得越紧。太阳说该轮到他了。他将自己所有的能量照射出温暖的阳光,不一会儿,那个人就把外套脱了。

　　太阳与风之间比赛脱掉男子的大衣跟心理治疗理论有什么关系呢?我们认为,这个让人迷惑的简短故事强调了理论的重要性,理论作为任何有效干预的先驱——因此也是一种良好结果的先驱。没有一种指导性的理论，我们可能只治疗症状，而没有理解个体的角色。或者，我们可能与来访者产生了强烈的冲突，而对此一点也不理解。有时，间接的帮助手段（阳光）通常与直接的帮助手段（风）一样有效——如果不是更有效的话。如果没有理论，我们将失去治疗聚焦的方向，而陷入比如社会准则（social correctness）中，并且不想做一些看起来过于简单的事情。

确切地说，理论是什么？《美国心理学会心理学词典》（APA Dictionary of Psychology）将理论界定为"一种或一系列相互关联的原理，旨在解释或预测一些相互关联的现象"。在心理治疗中，理论是一系列的原理，应用于解释人类的思想或行为，包括解释是什么导致了人们的改变。在实践中，理论创设了治疗的目标，并详细说明了如何去实现这些目标。哈利（Haley,1997）指出，一种心理治疗理论应该足够简单，以让一般的心理治疗师能够明白，但是也要足够综合，以解释诸多可能发生的事件。而且，理论在激发治疗师与来访者的希望，认为疗愈是可能的同时，还引导着行动朝向成功的结果发展。

理论是指南针，指导心理治疗师在临床实践的辽阔领域中航行。航行的工具需要经过调整，以适应思维的发展和探索领域的拓展，心理治疗理论也是一样，需要与时俱进。不同的理论流通常会被称作思潮，第一思潮便是心理动力理论（比如，阿德勒的理论，精神分析），第二思潮是学习理论（比如，行为主义，认知—行为学派），第三思潮是人本主义理论（以人为中心理论，格式塔，存在主义），第四思潮是女性主义和多元文化理论，第五思潮是后现代和建构主义理论。在许多方面，这些思潮代表了心理治疗如何适应心理学、社会和认识论以及心理治疗自身性质的变化，并对这些变化做出了回应。心理治疗和指导它的理论都是动态的、回应性的。理论的多样性也证明了相同的人类行为能够以不同的方式概念化(Frew & Spiegler,2008)。

我们创作这套美国心理学会《心理治疗丛书》时,有两个概念一直谨记于心——理论的中心重要性和理论思维的自然演化。我们都彻底地为理论以及驱动每一个模型的复杂思想范畴所着迷。作为教授心理治疗课程的大学教师,我们想要创造出学习材料,不仅要对专业人士以及正在接受培训的专业人员强调主流理论的重要性,还要向读者们展示这些模型的当前形态。通常在关于理论的著作中,对原创理论家的介绍会盖过对模型进展情况的叙述。与此相反,我们的意图是要强调理论的当前应用情况,当然也会提它们的历史和背景。

这个项目一开始,我们就面临着两个紧迫的决定:选取哪些理论流派,选择谁来撰写? 我们查看了研究生阶段的心理治疗理论课程,看看他们所教授的是哪些理论,我们也查阅了受欢迎的学术著作、文章和会议情况,以确定最能引起人们兴趣的是哪些理论。然后,我们从当代理论实践的最优秀人选中,列出了一个理想的作者名单。每一位作者都是他所代表取向的主要倡导者之一,同时他们也都是博学的实践者。我们要求每一位作者回顾该理论的核心架构,然后通过循证实践的背景查看该理论,从而将它带进临床实践的现代范畴,并清晰地说明该理论在实际运用中情况如何。

这一丛书我们计划有 24 本。每一本书既可以单独使用,也可以与其他几本书一起,作为心理治疗理论课程的资料。这一选择使得教师们可以创设出一门课程,讲授他们认为当今最显著的治疗方法。为了支持这一目标,美国心理学会出版社(APA Books)

还为每一取向制作了一套 DVD,以真实的来访者在实践中演示该理论。许多 DVD 都展示了超过六次的面谈。有兴趣者可以联系美国心理学会出版社获得一份完整的 DVD 项目的清单(http://www.apa.org/videos)。

在这部专著中,朱迪斯·约旦(Jordan,Judith)博士清楚地描述了关系文化理论(RCT)及其如何指导有效的心理学实践。作为一种较新的心理治疗理论,关系文化理论吸收了心理动力学和女性主义理论的一些方面,发展了一种强调人类联系和关系的首要性的模型。另一独特之处在于,大多数关系文化理论的发展者都是女性,这一模型特地考虑了文化和认同对心理治疗内外形成的关系所产生的影响。而朱迪斯博士,作为这一取向最早的理论家之一,凭借了她自身的知识,作为一位临床心理治疗师利用了她广泛的经验,作为卫斯理学院的吉恩·贝克·米勒培训机构(Jan Baker Miller Training Institute)的主任还依靠了她的工作经验。众多的案例学习将帮助读者通过在实践中阅读进而熟悉该理论。我们特别高兴地呈现这本著作,因为它是第一部完整考察关系文化理论的著作。因此,它代表了这一重要理论演变中的一个里程碑。

——乔恩·卡尔森和马特·恩格拉-卡尔森(Jon Carlson and Matt Englar -Carlson)

参 考 文 献

Frew,J. & Spiegler, M. (2008). *Contemporary psychotherapies for a diverse world*. Boston,MA: Lahaska Press.

Haley,J. (1997). *Leaving home: The therapy of disturbed young people*. New York,NY: Routledge.

如何使用本书配套的 APA 心理治疗录像

《心理治疗丛书》中的每一本书都特别地配上了 DVD,这些 DVD 出色地演示了理论如何应用于现实的治疗中(DVD 中都是真实的来访者)。许多 DVD 都是由相应书籍的作者出演特邀治疗师,这样可以让学生们观看一位杰出的学者、从业者如何把他或她著述的理论运用到实际的治疗中。

这些 DVD 是深入了解理论观念的极好工具,因为它们具备了以下几点特征:

1. 许多 DVD 包含了 6 次完整的随着时间推进的心理治疗面谈,这为观看者提供了一个机会,可以观察来访者对于面谈进程中应用的理论作何回应。

2. 每一取向的 DVD 都有一个简要的引导性讨论,简明地回顾了所演示的每一取向之理论的基本特征。这可以让观看者对于他们阅读过的理论取向的关键内容做一回顾。

3. 所有 DVD 中的来访者,都是未经加工的心理治疗面谈中真实的来访者。这为观看者提供了一个与众不同的视角,去获得一种观察、感觉真实心理治疗的感觉,以及一些案例记录和抄本通常所不能传递的内容。

4. 在心理治疗面谈的播放期间,有可供观看者选择的治疗师的评论音轨(commentary track)。这个音轨为治疗师在面谈中为何会这样做,提供了与众不同的洞察。而且,它还为观看者提供了一个生动的机会,观察治疗师如何运用理论模型去概念化(conceptualize)他们的来访者。

这些书籍与 DVD 在一起,形成了一个强有力的教学工具,因为它们演示了理论方法是如何影响实践的①。在本书的案例中,《关系文化治疗》的 DVD,由该书作者担任特邀专家,提供了一个生动的例子——关于该取向在实践中是何样子。

---

① 关于本丛书配套 DVD 的销售详情,可联系安徽人民出版社,http://www.ahpeople.cn。

导　言

　　主流的西方心理学理论倾向于把人类发展描绘成一条从依 　　　[1]
赖走向独立的轨迹。在这些模型中,父母养育的"任务"就是把依
赖的、无助的婴儿带入一种自主和独立的成人状态。相反,关系
文化理论(RCT)建立在这种假设之上,即在整个生命历程中人类
都通过联系成长,并走向联系。它认为,我们需要联系才能兴盛,
甚至存活,而无论在个人水平还是文化水平上,孤立都是人们痛
苦的主要根源。将联系视为人们生活中主要的前进组织者和动
机源泉,这就把社会化的任务转变为帮助我们的孩子发展关系能
力和阐明关系中亲密的可能性。它还进一步唤起人们注意,需要
去改变引起分离的社会政治力量,这些力量带给人们巨大的痛
苦。在考察了社会改变的任务之后,关系文化理论为进行治疗提
供了一种模型,该模型强调要走出孤立。关系文化理论不仅挑战
了主流的发展理论,这些理论将独立框定为成熟发展的标记,而

[2]　　　且还挑战了 21 世纪西方文化中一些颂扬自主、自我关注、竞争和孤立力量的基本信条。

独立自我的神话

大多数传统的西方发展和临床理论都建立在一个核心信仰之上，即相信独立自我成长的重要性。因此，自主、个体化、牢固的自我边界、分离以及逻辑和抽象思维的不断增加都被视为成熟的标志。它们推崇用理智超越情感，强调把理智与情感相分离这一能力的重要性。"靠自己独立生活"、与他人竞争以实现你的最大潜能，这样的个体主义的文化价值观充斥于很多所谓的价值无涉的科学心理学范式中。

有几种偏见明显地塑造了关于自我的临床发展理论。心理学这门年轻的学科在试图将自己打造成一门真正的"硬科学"过程中，以牛顿物理学作为自己的榜样（Jordan，2000），后者"根植于培根的科学模式，［并］强调客体分离的首要性"（Jordan，2001，p.92）。牛顿物理学假定在空间中存在离散的、分离的实体，并以可预测和测量的方式相互作用。这很容易导致将自我作为一个类似有边界和包含"分子"的实体来加以研究，而独立的躯体身份的存在最明显地支持了这一观点（Jordan，Kaplan，Miller，Stiver，& Surrey，1991）。

尽管*自我*经常被表述为一种自然事实，但实际上却是一种建构。它建立在空间隐喻的基础上：自我被视为占据了空间，并以一个核心和一道容纳性的围墙作为特征（Cooley,1902/1968）。在大部分模型中都这样地描绘,即如果自我拥有强大的、容纳性的边界来加以保护,从而免遭潜在的危险性背景环境的威胁,那么它就是功能最好的。自我保护和自我一致性被视为自我的主要功能（Kohut,1984）。大部分心理动力理论都认为,如果自我是更加独立于他人的自我,则功能较好。如果自我有权支配他人的自我且无需他人时则功能更好。心理学的这种自我自足的偏见根深蒂固。在独立自我的模型中,独立的神话最终使人类不可避免地依赖和相互联系变得模糊。马库斯（Marcus, H.）和卡普兰 [3]（Kaplan, Alexandra）(1991)指出:"实现独立的文化目标需要把自己建构成一个行为被组织化的个体,并主要通过参考自己内在的一系列思维、情感和行为来获得意义。"(p.226)

西方工业化国家鼓励自我脱离或摆脱社会约束性的纽带。自我是竞争性的,且通过成功地竞争和击败他人来获得安全和幸福感。获得对他人的支配被视为通向安全和成熟的路径。在把这些发展的神话作为普遍认同的同时,他们还特别强制执行了主流西方男孩的社会化过程（Pollack,1998）。尽管很多男孩和男人都因对自主和夸大的个人主义的期望而受过伤害,但却也有很多男人在他们取得了表面上的竞争性的成功之后获得权力与地位的特权。他们对自己在取得这些东西时对于他人的依赖视而不见,却错误地宣称是依靠自身而取得优势。但是对于男女两性来说,期待不可实现的独立目标和无懈可击,都会导致巨大的压力甚至糟糕的身体状况。

● 关系文化理论的基本原则 ●

关系文化理论的实践是基于一种新的人类发展模型,即把联系置于成长的核心。正如其多年来所展现的一样,关系文化理论的根本原则是假定我们整个一生都成长于关系之中。关系文化理论把心理独立的理想视为幻觉与失败,因为人类整个一生的状况都是不可避免地相互依赖。关系的不断分化——而非从支持性关系中独立出来——才是发展的路线(Jordan et al.,1991;Surrey,1991)。这一理论没有提出逐步的"固定"状态或单向的发展路径。相反,它指出随着相互关系能力的不断提升,关系的复杂性与清晰性水平也不断提高。

成长—抚育关系具有这些特征:(1)越来越有活力;(2)越来越了解和清楚自己的经验、他人及相互关系;(3)创造性与生产力;(4)更有价值感;(5)期望更多联系(Miller & Striver,1997)。[4] 发展包括关系模式和关系能力的不断精细与分化(Miller & Striver,1997)。人类试图参与到既给予又获得的关系中。理想的运动趋势是朝向真诚、相互共情(mutual empathy)和相互授权(mutual empowerment)。共情这种复杂的认知和情感能力推动了这一运动,因为它处于我们对他人的共鸣和回应的核心。的确,虽然在一生中共情逐渐变得复杂和精细,但是从神经学角度说我们拥有与他人联系的神经通路;婴儿出生时就带有对其他人做出回应的强大准备,他们用哭声对其他婴儿痛苦的哭声做出回应(Sagi & Hoffman,1976;Simner,1971)。

在关系文化理论中,相互共情的概念在1981年首次被清晰表述出来(Jordan,1986)。这一概念提出,为了让共情促进改变,每个人必须看到、知道和感受到其他人的回应。相互共情包括相互影响、相互关心和相互回应。它有助于修复共情的失败,以及改变在早年的性格形成时期的关系中所建立起来的关系期待(relational expectation)。这一概念是关系文化理论治疗实践的基础。简单地说,治疗包括了一长串的回应:实际上,治疗师是在对来访者说,"我同情你,感受到了你的经历和痛苦,我让你明白你的痛苦已经影响了我,你对我很重要"。来访者看到、知道并感受到(或领会到)治疗师的共情,并因此开始体验一种关系胜任或效能感(Jordan,2000)。在这种背景下,病人在他或她的孤独感减少的同时,发现和体验了在他人身上建立关切回应的能力。无论是来访者还是治疗师都开始进入到成长抚育联系中(Jordan,2000,2002),这反过来推动了来访者更全面地从分离走向重新联系。一旦克服了"停滞",心理运动和成长就开始了。

　　我们不应把关系文化理论错误地分析成和谐或舒适关系的汇集。其创立者吉恩·贝克·米勒强烈主张,"好的冲突"对于改变和成长是必要的,她提出,当我们在联系中遭遇差异且致力解决冲突或差异时,我们就会经历最深远的改变和最深刻的成长。[5]在米勒看来,不能以统治、暴力或攻击来定义冲突;相反,这些互动的模式被看作是避免冲突或改变的策略。在治疗中处理冲突或差异就变得至关重要。治疗师不能退缩到一种权力、距离和无所不知的客观立场上。相反,治疗师必须带着所呈现的差异在场,且公开承认他或她在互动中引发的冲突和分离的影响,并从中吸取教训。

　　对治疗师而言,回应性在场的这种特点是关系文化理论治疗的定义特征之一。关系文化理论治疗在很大程度上以态度和理解上的改变而非一套技术作为基础。关系文化理论的实践者相信来访者应受到极大的尊重,治疗双方或者所有参与者都有责任做出改变。这种共同态度是相互共情和相互授权实践的基础,也是改变和成长的关系文化理论模型的基础。

差异、分层和特权

如果说联系是关系文化理论的目标的话,那么分离就是它试图要克服的挑战。急性分离(acute disconnections)会发生在所有关系当中,其本身是无害的。如果以一种令双方都感到受尊重和有效的方式来加以修正的话,急性分离能够导致信任的增长和对关系的积极期待。另一方面,慢性分离(chronic disconnections)则是大多数人所说的*病理学*的根源,它是由于反复遭遇非共情性的回应所导致。在极端情况下,它们来源于羞辱、暴力、虐待和情感忽略。传统治疗师有时会关注长期分离引起个人水平的无助和孤立的方式,与此同时,关系文化理论也指出了由分层的社会组织或边缘化所造成的分离,以何种方式导致了寸步难行和孤立的体验。种族主义、同性恋恐惧症、阶级偏见、性别歧视都导致了长期分离,长期分离造成了个人与社会的痛苦和精力耗竭。极少有临床理论注意到现存的社会权力分配所造成的痛苦。米勒却是一个例外,她指出:"阿尔弗雷德·阿德勒是第一个谴责关于女性的社会概念的精神分析学家,他认为这一概念本身就造成了女

[6]

性和儿童的心理问题的根源"(1973,p.3)。针对主导与从属对群
体和个体(不仅限于女性)的影响进行分析,是关系文化理论的社
会公正议程的一个核心方面。

　　要表达真实的情感,一个人必须感到足够安全才能表现出脆
弱,这直接关系到关系中存在多少亲密感。在我们的文化中围绕
着差异分层产生了特权和边缘化。主流文化以阻碍相互性的方
式扭曲了自我意象、他人意象和关系可能性的意象(Walker &
Miller,2000)。关系文化理论企图帮助个体扩展和抵制这些关系
和控制性意象的压迫性。

　　有些理论家认为,特权、优势效应和社会偏见这些主题与理
论建构、发展理论和/或临床心理学实践毫不相干。另一些学者
则认为这些主题是外围性的——是政治正确性或敷衍的文化权
限的"附属物"。关系文化理论认为,权力不均衡和压迫是一切治
疗理解和干预的核心。不被承认的特权和过分地以权压人,都必
将引起分裂、愤怒、权力剥夺、抑郁、羞愧和分离。

　　关系根植于文化之中。理论同样也根植于文化之中。心理
学理论家有责任认识到其理论所体现出的偏见和价值结构。缺
少这一认识,理论就会被当做"客观的"加以传播,它所服务的利
益也会荡然无存:"心理学理论的历史充满了与文化分类和权力
操纵合谋的证据,文化分类和权力操纵将人们划分为统治和被统
治的群体"(Jordan & Walker,2004,p.3)。关系文化理论坚持认
为,对理解那些生活于其中或处于该文化边缘的个体来说,理解
文化及其歪曲性至关重要。"把文化与联系放在理论的中心就是
要打破一个重要的沉默。它首次承认社会和政治价值贯穿于人　　[7]
类心理学理论,包括那些赋予分离和自主以价值的理论之中"

(Jordan & Walker,2004,p.3)。

　　我们具有参与成长—抚育关系的基本需要,而分离的幻想和对自主的赞美则是对这一需要的否认与诋毁。西方文化赋予这些分离以个体化特性。在这种文化中,有特权的人们会错误地表现出更自给自足、更成熟和更值得拥有特权。但是,越来越多的证据表明,治疗师需要促成他人的成长,体验他人想参与到相互有利的互动中的意愿。要有效地处理好这些需要,治疗师需要询问:在那些信奉分离和独立的文化价值的建立中,心理学是如何参与进去的? 心理学和临床实践是如何不仅由一种分离文化所塑造,而且创造并维护了这种文化? 心理学是如何帮助维护一种特权与偏见文化的?

　　这些问题本身增进了实现社会公正的可能性,并有助于消除任何理论观点的客观和中立错觉。在表述它们时,关系文化理论承认自身的价值偏见:相信建立良好联系的能力是人类的基本技能;相信人类发展关系能力并尊重我们对联系的基本需要是有价值的,甚至对于我们的整体幸福感而言都是必要的;相信人们有一种*基本的*与他人联系的需要;相信如果这些关于联系的核心渴望能得到大环境的支持,而且人们学会如何以成长抚育的方式与他人建立关系的话,那么人们就会在个人和集体水平上体验到越来越多的幸福感。

历　史

如果我们想为关系文化理论(RCT)确定一个独立起点的话，　　[9]
那就只能是精神病学家吉恩·贝克·米勒(Miller, Jean Baker)的
奠基性著作《通向一种新的女性心理学》(*Toward a New Psy-
chology of Women*)(1976)。米勒考察了曾经认为的女性弱点，并
提出它们可以解释成女性的优点。她开始解构被假定为"中立
的"个体心理学，并取而代之提出，潜在的权力与统治力量在塑造
社会和个体发展中扮演着主要角色。米勒将关系放置于成长的
中心并质疑了自我(尤其是*独立自我*)概念对理解女性的有用性。
她提出对所有人来说，女性都是承载人类联系这一基本需要的
"载体"，贯穿其一生。关系文化理论来自于这些领悟，它与治疗
的心理动力模式相耦合，并随着时间推移，被关于人种、差异和社
会公正的新思想所重塑。

关系文化理论的女性主义和社会公正根源

[10]　　1978 年,米勒开始与三位心理学家艾琳·斯蒂弗(Stiver,Irene)、朱迪斯·约旦(Jordan,Judith)和珍妮特·萨里(Surrey,Janet)一起,着手批评传统心理动力理论采用了歪曲女性经验的方式。她们的合作努力最初以斯通中心理论(Stone Center Theory)和关系中的自我理论(self-in-relation theory)而著称,完成了包含关系文化理论在内的大量工作。这四位女性通过讨论她们的临床病例,倾听其女性来访者的声音,进一步探讨了曾被提出作为*所有人类*的心理学的局限性。从 1981 年起,这一合作群体开始在美国和加拿大的心理学与学术会议上撰写和陈述她们的观点。

　　当米勒担任设置于韦尔斯利大学中斯通发展研究服务中心(Stone Center for Developmental Studies and Services)的首任主管时,该团体找到了一个机构性的家园。1981 年,斯通家族慷慨捐助一个中心,用于研究心理健康和预防心理疾病,斯通中心就此成立。作为首任主管,米勒把准确描述女性的心理发展设定为促进女性积极健康的一个主要贡献。一系列学术会议的开展使斯通中心项目的著作得以出版。在以后的多年里,该团体发表了100 多篇项目著作,出版了超过 15 种书籍(Jordan,1997,2000；Jordan,Kaplan,Miller,Stivre,&Surrey,1991；Miller ＆Stiver,

1997；Robb，2006；Shem & Surrey，1998；Walker & Rosen，2004；完整目录参见推荐阅读部分）。尽管亚历山德拉·卡普兰（Kaplan，Alexandra）不是最初的成员，但他也参加了这一团体许多年，后来不幸因患阿尔茨海默氏症而早逝。在 20 世纪 80 年代，有几个研究团体加入到这一核心理论团体，这些团体描述了这样一些其关心的主题：有色人种妇女、女同性恋和双性恋者和身染慢性疾病的妇女。沃克·莫林（Walker，Maureen）、艾米·班克斯（Banks，Amy）、温迪·罗森（Rosen，Wendy）、琳达·哈特林（Hartling，Linda）成为这一团体的核心成员。

在关系文化理论出现的同时，在哈佛一种更加传统的学术／研究环境中，卡罗尔·吉利根（Gilligan，Carol）独立地提出了相似的问题，即关于如何将传统的发展理论应用于女性心理。吉利根注意到科尔伯格的道德发展理论是完全以对男性研究作为基础的，她（1982）质疑把这些标准应用到女孩和妇女身上的精确性。[11] 吉利根指出女性的特征是"关爱"道德，用来代替"正义"道德和抽象的公正原则。当把抽象的公正、自律、竞争和独立这些男性标准应用于女孩和妇女时，就会把她们看作是不完善的、未充分发展的或不如男性成熟的。1987 年，关系文化理论的理论家吉利根和她的研究生（包括安妮·罗杰斯［Rogers，Annie］和林恩·布朗［Brown，Lyn］）以及朱迪斯·赫尔曼暴力群体的受害者（Judith Herman's Victims of Violence group）开始组织一个由哈佛医学院赞助的所谓"向女性学习"的讨论会。这些会议每两年举办一次，出席者在 300 到 2000 人之间。在会议上，这三个团体分享了他们新的认识和理解，探讨了他们之间的相同点和不同点。显然，多年来三个团体都在很多与会者身上引起了共鸣。

　　早期的关系文化理论因这一事实而有失公允,即最初的作者都是白人、中产阶级、受过良好的教育。作为女性,这些作者在抗议大部分由男性强加到女性心理学上的歪曲的同时,却通过以下方式又不幸地复制了这一歪曲,即她们在努力揭示享有特权的主流群体如何将普遍性假设进行渗透,甚至是最有意识地吸收多样性和体谅权力的不平等性之时,谈论的是*个别*女性的声音而非*全体*女性的声音。有色人种女性、女同性恋者、其他性取向的妇女、残障妇女以及来自不同经济背景的妇女,亲自在研讨会、工作坊和项目著作中宣告"理论群体"触犯了她们所抗议的那种排除性歪曲。

　　1976 年,吉恩·贝克·米勒在《通向一种新的女性心理学》一书中曾充分探讨过这些问题,而那些感到再次被排除或推向边缘的群体又把这些问题带回到了斯通中心工作的核心。最初团体的成员认识到大家批评的真实性,承认它们来自于一种特权和不劳而获的优势立场,持有这种立场经常伴随着未经检验的普遍性假设(McIntosh,1988)。这就是贝尔·胡克斯所说的居住在"中心"而非"边缘"(1984)。这不是一个能够增进欣赏差异性的位置。相反,它促生了权力凌驾于他人之上的特权资格。他们采取措施以确保边缘化妇女的声音也包含在这一理论性的讨论中,不是作为"附加者",而是作为该模式的核心发展者。1985 年以后的斯通中心的出版物反映了这些影响,也反映了对人种、性取向、统治与服从的社会模式主题的进一步强调(Alvarez, 1995;Coll, Cook-Nobles, & Surrey, 1995;Desai, 1999;Eldridge, Mencher, & Slater, 1993;Jenkins, 1998;Rosen, 1992;Sparks, 1999;Tatum, 1993,1997;Tatum & Garrick Knaplund, 1996;Turner, 1984,

[12]

1987；Walker，1999，2001，2002；Walker ＆Miller，2000；Ward，2000）。关系文化理论强调"权力支配"关系存在破坏性影响，以及以权力不均为核心的社会分层也在加深（Jordan，Walker，＆Hartling，2004；Miller，2003；Walker，2002）。

关系文化理论逐渐朝着努力表达女性（和男性）的各种声音的方向发展，因为它们不仅是由早期的抚育者所塑造的，也是由社会政治、种族、文化、性和经济背景所塑造的。最近，描绘种族、阶层、性取向以及所有边缘化类型对个体和个别群体——无论是男人还是女人——的影响已经成为这项工作的核心。《女性成长的多样性》(*Women's Growth Diversity*)（1997）"把现象逻辑中心聚焦于这样一些女性的经验上，这些女性的声音在历史上曾被主流群体边缘化"（Jordan＆ Walker，2004，p. 3）。总结这些声音意在挑战一种强有力的虚构标准的假设，即把女性"定义为白人、经济上享有特权、强壮和异性恋的女性。毫无疑问，这一标准成了一个用来分析和评价所有女性存在的标准"（Jordan＆ Walker，2004，p. 3）。

吉恩·贝克·米勒培训机构创建于1995年，旨在推进关系文化理论的工作。该机构每年为临床医生举办两次培训，为感兴趣将关系文化理论应用到组织和领导关系中的专业人员举办一次培训。乔伊斯·弗莱彻（Fletcher，Joyce）关注于关系文化理论对理解商业和组织模式的功效（1995，1999；Fletcher，Jordan，＆ Miller，2000；Myerson＆ Fletcher，2000）。该机构每年都会举办有关最新兴趣话题的特殊工作坊，例如关系的神经生物学、关系的正念、母子、母女以及关系指导等。有一个研究网络举办了一个年度论坛，世界各地的研究者聚集在那里，分享他们在关系文 [13]

化理论启发下的工作。尽管两位主要的贡献者和有远见的领导者吉恩·贝克·米勒和艾琳·斯蒂弗(Stiver,Irene)已经去世,但该机构的教师仍继续在研讨会上撰文和发言。关系文化理论已出现在学院和研究生教材中,与弗洛伊德(Freud,Sigmund)、荣格、霍妮和其他主要的心理学家和精神分析学家的理论并驾齐驱(Corey,2009;Engler,2003;Frager & Fadiman,1998)。在学术圈之外,普利策新闻奖得主克里斯蒂娜·罗布(Robb,Christina)2006 年的著作《这改变了一切:心理学中的关系革命》(*This Changes Everything: The Relational Revolution in Psychology*)巩固了关系文化理论在当代文化中的突出地位。

关系文化理论的心理动力背景

关系文化理论的创立者(参见 Jordan 等,1991)全部受到过精神分析取向的心理动力学模式的训练。早期模式中的很多概念都被吸收或改编到了关系文化理论中。例如,像其他心理动力理论一样,可以把关系文化理论描述成一种集中于"谈话治疗"的理论和实践,它相信先前和正在形成的关系在很大程度上塑造了一个人的生活,并赞同以下观点,即人们对关系抱有的很多期待都不是有意识的,但却影响了我们的行为。尽管关系文化理论没有明显使用移情和反移情的语言,但是它的关系意象(realtional image)——或者从过去类推到当前互动的预期——与移情有很多共同点。有一点不同就是关系文化理论中强调这些期待不仅在治疗关系中,而且在所有关系中都起作用。尽管存在这些相似点,但是在关系文化理论与一些主要的心理动力理论有着重要的不同,包括弗洛伊德的精神分析、客体关系理论以及斯特恩(Stern,Daniel)(1986)、科胡特(Kohut, H.)(1984)、罗杰斯(Rogers,Carl)(1951,1980)等人的研究。

许多人认为弗洛伊德主义的理论没有对当今的治疗团体产生广泛的影响。当然,古典的弗洛伊德精神分析在很多领域中受到了质疑和修正(Safran & Muran,2000)。但是它继续对很多现代临床模式和全社会产生弥散性的深刻影响,以不总是立即可见的方式渗透到文化中。尽管通常没有把弗洛伊德的理论视为是一种"自体"理论,但是他的模型因强调自我、本我、超我的结构而深入内心。"Das Ich"(传统上翻译为"自我")从字面上看是"I",可能有人称之为自体的主观和能动经验。自我控制着冲动和良心。它是内在的,从背景中独立出来,是内在心理结构的一部分。弗洛伊德主义的理论是带有偏见的,因为他认为人的核心是自私的、受力比多和攻击所驱动的。弗洛伊德曾谈到:"防御刺激几乎比接受刺激更重要"(1920/1955,p. 27)。这表达了对边界的着力强调。边界保护了有机体的内部安全,它们把碰撞和危险环境抵御在外。认为自体在与其周围环境的关系中受到威胁,由此,另一观点得到巩固。即最安全的生活方式是与他人隔开,比他人更有力量,并由此免受他人威胁。与之相反,关系文化理论不像弗洛伊德那样将边界解释为抵御外部侵袭的场所,而是将边界视为一个会面、学习、区分和交换的场所。

弗洛伊德还认为对驱力的满足,关系是次要的,处于基本驱力如饥饿和性之上(1920/1955)。客体关系理论家们尽量使自己

[14]

15

远离驱力理论的束缚。大多数早期的作者都强调最初关系的重要性，尤其是母婴关系的重要性（Fairbairn,1959/1962；Guntrip,1973；Klein,1953；Winnicott,1997）。但这些理论家可能是出于对弗洛伊德的忠诚，仍继承了本能模式和驱力语言。梅兰妮·克莱因（Klein,Melanie）(1953)也许是美国客体关系理论的鼻祖，她认为关怀能力产生于伤害了照料者而感到的内疚。温尼科特(1997)以其对母婴双方丰富细腻的描述而著称，但他将关于攻击的内疚视为关心能力形成的核心。费尔贝恩和冈特里普因强调成熟的依赖（Fairbairn,1949）和相互性（Guntrip,1973）而更加远离弗洛伊德的驱力理论。然而，客观关系理论家们仍然致力于建立一个以满足于客体的基本驱力为基础的关系世界，这种视野从根本上说不同于关系文化理论，后者假定参与关系是主要的动机。

　　丹尼尔·斯特恩（Stern,Daniel）密切观察了母婴互动，这使他全面了解母婴之间的基本互动关系，并且他尽力避免使用弗洛伊德的驱力语言（Stern,1986）。他还证明了母婴之间的相互调节，由此帮助我们看到，从一开始在母婴互动中就有共同改变和成长。婴儿不是白板，发展也不是单向的。这代表了远离传统精神分析理论的重要一步。在精神分析理论中，被称为关系精神分析学家（Mitchell,1988）的理论家们开始在临床实践中使用一种两人心理学的概念。其他人也发展了关于相互性（Aron,1996）和主体间性（Stolorow & Atwood,1992）的观点，这些观点与关系文化理论模式有很多相同之处。但是，这些关系精神分析学家和主体间性理论家仍继续把通过分析解决无意识冲突看作是主要的治疗任务。而关系文化理论则重视在治疗中建立意义的重要性，

[15]

认为治疗的任务是促进来访者更全面地进入关系。

在治疗模式变得越来越关系化的同时,他们坚持个性化的自体的首要性。科胡特的自体心理学(1984)通常被看作主要是关系取向的。但是重要的是要记住,对于科胡特而言,发展和治疗的目标都是要支持一个有内聚力的自体的成长。其研究成果的名称——"自体心理学"——实际上反映出其模型的这种偏见。早期,科胡特假定在所有可能的世界中最好的一种就是人不再需要"自体客体"(self objects)来调节自体凝聚力和自尊。一个人越能内化对自尊的调节和凝聚力,也就越好。但是后期,科胡特认识到在真实世界中,我们终其一生都需要"自体客体"。我们依靠他人来帮助我们建立意义、感受完整性和维护健康的自尊。然而,在科胡特的"理想"世界中,所有这些功能都会以内在心理结构的形式被内化。这又一次表现了对于依赖他人持有偏见。就自体客体功能而言,需要依赖他人被视为成熟发展不足的标志。科胡特的模型虽然很好地考察了共情和我们"了解"另一个人经验的方式,但还不是一个共同发展的模型。在父母子女关系中,强调的是父母提供给婴儿的关系功能;在治疗关系中,强调的是从治疗师到来访者的单向共情。这没有表现出我们所说的*相互共情*(mutual empathy)的迹象,相互共情是关系文化理论的基础。 [16]

卡尔·罗杰斯(Rogers,Carl)在创立以来访者为中心的治疗理论时远离了精神分析模型。他强调真实性、准确的共情和温暖(1951),所有这些在关系文化理论中也很重要。有趣的是,罗杰斯的追随者倾向于强调他的技术,有时却忽视了他对于治疗和改变的更广泛的哲学理解。在晚年,罗杰斯指出他觉得他的存在、他的在场是治愈过程中最重要的。但即便这时,罗杰斯也没有再往前迈出一步,像关系文化理论那样,把治愈定位于治疗关系本身。与罗杰斯的来访者中心治疗相对照,关系文化理论可以被描述为以"关系为中心的治疗"。

关系文化理论通过指出这些自我理论中表现出来的偏见,并清晰地论述关系在人类生活中关系的首要性,从而远离着这些主流理论。它强调在所有关系的权力动态影响下相互性的发展和相关因素,并因此关系到所有的心理健康和社会福利。它并不赞扬有界限的个体,而是假定长期分离是巨大痛苦的根源,医治人们的孤独体验是心理治疗的核心任务之一。

对关系文化理论的批评性回应

最初对关系文化理论评价是褒贬不一的。很多治疗师,大多数女性治疗师都从斯通中心阐述的理论中找到了共鸣。正如米勒的《通向一种新的女性心理学》(1976)一书在 20 世纪 70 年代末、80 年代初和 90 年代令人惊讶地成为最畅销的图书那样,《关系中的女性成长》(Women's Growth in Connection)(Jordan 等,1991)也很快成为了女性研究和临床项目的经典之作。很多妇女说米勒的著作"改变了她们的生活"。针对《通向一种新的女性心理学》一书以及《波士顿环球》(Boston Globe)杂志中的一篇描述了最初理论团体工作的文章(Robb,1988),治疗师们做了这样的评论:"这就是我的治疗方式,但我从未想过它很好。我认为我不是权威或者不够中立……但我知道建立联系和积极回应是起作用

[17]

的。我只是没有任何理论来支持我所相信的。"

　　然而其他人,尤其是那些更传统的思想分析学派的治疗师则公开担忧关系文化理论会导致治疗中立性的丧失。很多人认为该模式是"危险的",因为它要求治疗师更多地参与。他们尤其担心"边界"会变松,治疗师和来访者会很容易地越过边界(Miller,Stiver,1997;Robb,2006)。一些人担心强调治疗师的真实性会导致治疗师越过边界和不适当的自我表露。相互共情这一术语被误解为主张完全的平等和角色雷同,一些人认为这会导致当事人感到应该照顾他们的治疗师。

　　对治疗师的真实性和回应存在担忧,是没有考虑到关系文化理论家明确指出的几个因素。关系文化理论中的治疗关系不是平常的社会关系,有承担不同期待和责任的治疗角色(治疗师和当事人),而且还有伦理和法律方面的考虑来指导这项工作。治疗师承担着(在可能的范围内)让来访者幸福的责任。对于什么会促进来访者的幸福和治愈的关注一直指引着治疗工作。治疗的真实性绝不意味着完全自发性,它包括在治疗互动中发现情感真相,这种情感真相能用于帮助医治来访者。它取决于治疗师的回应,以及对施加于他人之上的可能影响的意识和关心(希望这种影响是积极的、促进成长的)。治疗师的积极回应、情感参与和真实性是有细微差别的、复杂的,对于治愈来说是必要的。没有经验的治疗师在发展参与这种互动的能力时需要得到细心指导。

　　关系文化理论对边界概念的重新评估引起了一些治疗师的　　[18]
担忧。他们担心失去了对坚实有力的边界的传统关注,关系文化理论会以某种方式助长来访者越来越多的暴力和陋习。但是批评者们没有意识到关系文化理论对于边界含义的重构(Jordan,

1995)。传统治疗是在"独立自我"的范式内强调边界概念,该范式强调保护有机体免于受环境影响的重要性。在这种模式下,边界把危险的刺激阻挡在外,并为内部结构和过程提供架构和边框——所以强调治疗师要为了保护来访者而维持"严格的边界"。关系文化理论并没有援引较抽象的边界概念本身,而是围绕安全、清晰和说"不"的能力这样一些问题,明确描绘了对治疗师的期望。通过公开表达治疗师为来访者的幸福负责并支持治疗师承担这种责任,关系文化理论建立了一个空间,在其中治疗师和来访者能够安全地表达关系问题,而不被通常所说的*边界问题*牵绊。的确,由于这一术语通常被用在独立自我模型中,因此关系文化理论提议批评性地看待边界概念所涵盖的主题。

那些关心中立性和边界概念的人并不是关系文化理论的唯一批评者。克里斯蒂娜·罗布指出:"在我们很多社会工作方式被改变的过程中,关系心理学已经被妖魔化、平凡化(轻视)和神秘化(2006,p. xx)。一些理论家因关系文化理论的女性主义根源而拒绝接受这一模型,认为它不重要或者因"暖融融的"信息而显得逊色(Aron,1996)。萨默斯(Sommers,C.)(1994)批评了他人对其带有性别的社会政治学含义的强调。有些人觉得它太过于简单不足以理解治疗中治愈的复杂性。其他人则对临床质性研究的整个领域不以为然,认为关系文化理论是没有确切根据的(Sharf,2008)。以上每种批评都揭示出关系文化理论如何威胁到了主流治疗实践的某些根本理论假设。

● 女性主义者对关系文化理论的回应 ●

关系文化理论与女性主义取向有许多共同之处,但是在许多 [19]
女性主义者热衷于这项工作(Belenky, Clinchy, Glodberger, &
Tarule, 1986; Brown & Gilligan, 1992; Gilligan, Lyons, & Han-
mer, 1990; Jack, 1999; Lerner, 1985)的同时,其他人则采取了更批
判的态度。一个持续重复的论断就是关系文化理论是"实在论"
(essentialist)的,陷入对男女之间本质区别的描述中而不能自拔
(Barnett & River, 2004)。这种批评的背后隐含着这样的恐惧,即
担心关系文化理论会被用来把女性推回到传统的、被贬低的角色
中。这种鼓励女性发展关系能力的理论,对那些试图打破传统给
予关爱角色的女性来说,被视为是一种威胁(Walsh, 1997; West-
kott, 1997)。巴奈特和瑞沃(2004)这两位女性主义者对关系心理
学进行了批评,她们特别警告说关系理论可能会被误用,使得妇
女一直处在"低的"地位上。她们的解决方式就是抛弃这一理论,
而不是继续关注那些能吸收一切理论以支持主流群体地位的
手段。

还有一种不安,即认为关系文化理论鼓励了自我牺牲和利他
主义。实际上,关系文化理论试图远离自私与无私或自我与他人
的二元论,而是对包含了共同成长的发展进行描述。还有人警告
说关系文化理论没有充分意识到社会建构在产生性别约束过程

21

中的影响。威斯特科特（Westkott, M. C.）(1997)认为妇女发展的关系理论使男性特权得以永恒。另一方面，一本女性心理学指南(1990)的作者约翰逊(Johnson, K.)和弗格森(Ferguson, T.)注意到关系文化理论"最接近于建立一种全面的亲女性主义的心理学理论，对抗于弗洛伊德的亲男性主义视角"(p. 36)。

[20]　　　　实在论的批评总是让人费解。从一开始，关系文化理论就坚实地以社会建构主义思维作为支撑。1976年，米勒的奠基之作《通向一种新的女性心理学》在很大程度上是基于性别的社会建构分析，以及在对女性产生限制性意象和期待的过程中权力关系的重要性。通过提出权力动力学对理解人类的发展有多么重要，关系文化理论明确指出背景在塑造我们的个体化和集体化中的重要性。关系文化理论经常将性别强调差异性这一部分看作是由刻板印象、权力动力学和在儿童发展中被强制推进的性别角色标准所塑造的。实际上，关系文化理论采取的唯一实在论立场就是，它相信我们整个一生都通过关系而成长，并走向关系之中。正如罗布(Robb)写到的那样(2006)："关系心理学家不是说女性在本质上是培育出来的，而是说培育人类联系才是本质"(p. xxi-ii)。

关系文化理论与脑科学的进展

近几年，关系文化理论开始关注大脑结构、神经化学和激素差异对于心理发展的深远影响。这包括对男性和女性大脑发育差异的评价。当前功能核磁共振成像的使用和对大脑结构及功能的研究,支持了许多关系文化理论关于人类基础关系的早期观点。近期来自认知科学领域的发现提出,人类具有"联系的神经通路",即我们是带着预备联系和寻找回应来到世上的。我们还带着预备回应和联系他人来到世间。我们的生存依赖于发现他人的回应,不仅仅是提供生理上的营养,而且是要与我们发生联系,刺激我们的情感和神经的发展。因此,没有得到回应的婴儿会很虚弱甚至死去。艾森贝格尔(Eisenberger, N.)和利伯曼(Lieberman,M)(2004)提出,关系性联系对人类生活来说就像空气、水和食物一样必要。我们的大脑在关系中成长,当我们没有发现联系时,神经元就会死去(Chugani,2001)。在相互作用中,无论母婴之间还是朋友之间或者治疗师与来访者之间,两个大脑都会发生变化(Schore,1994;Siegel,1999)。

镜像神经元的发现支持了这一论点,即我们具有共情反应和联系的神经通路:"镜像神经元会造成情绪传染,使我们所目击的情绪流经我们,帮助我们同时卷入并追随所发生的事情"(Goleman,2006,p.42)。当观察到他人的行为或情感时这些神经元就会发放脉冲,例如,当观察到其他人被钉子扎伤时,在观察者身上一个相应的痛苦中枢也会被激活(Hutchinson,1999)。正如格莱曼(Goleman,D.)所说的那样:"去理解他人,我们就会变得像——至少有点像他人"(p.42)。 [21]

最新的大脑研究强调了神经可塑性的力量(Begley,2008;Cozolino,2006;Doidge,2007;Schore,1994)。关系文化理论假定最重大的变化和个人成长产生于关系之中。研究者现已证实关系可以改变大脑(Cozolino,2006;Goleman,2006;Schore,1994;Siegel,1999)。尽管伤害和虐待性的关系影响了大脑,即眼窝前额皮质不能有效地产生适应性的社会功能,但是像治疗那样积极的关系则可以修复这些早期的通路(Schore,1994;Siegel,1999)。肖勒(Schore,Alan.)指出:"我们的相互作用在重塑我们的大脑中起了作用,通过神经的可塑性——以重复体验的方式雕塑了神经元的形状、大小和数量及其突触联系。通过不断把我们的大脑驱使到一个指定的缓存器中,在我们至关重要的关系中就有了某些强有力的定型"(Goleman,2006,p.171)。我们并不是要把来自神经科学的新信息看作是现有结构与布局的决定性证明,而是我们在关于大脑可塑性的新数据中发现了巨大的希望——大脑可以改变和成长。我们相信与人联系对于大多数大脑的改变来说都是至关重要的。戴维森(Davidson)通过心理训练演示了人类能够改变自身的情绪大脑模式,他指出:"在对于我们的幸福以及我们如何对世界做出反应方面,我们拥有极大的控制力,大大超过简单的决定论观点所承认的那样。这项研究传递给我们一种充满希望的、更加乐观的讯息,也赋予了我们更多的责任"(引自 Bures,2007)。

● 总 结 ●

就某些标准来看,关系文化理论在心理学界相对来说是新人。当它的发起者在 20 世纪 70 年代后期首次开始就联系和分离展开思考与著述时,这项工作是很有争议的。30 多年之后,这些

思想中的很多成分已经被视为主流,有些完全被吸收到了其他取
向中。还有一些人对关系文化理论研究没什么意识,却提出相类
似的观点。早期关系文化理论作为一种理论遭到边缘化,很可能
是因为它仅被看成是一种由女性阐发并关于女性的理论(例如,
Aron,1996)。实际上,它是一种临床模型,它从人类生活的关系
中心论观点出发,对人类发展做出了引人瞩目的修正,并以此作
为基础。使关系文化理论仍保有独特性、差异性甚至可能是革命
性的原因在于它的融合性,在于它对关系的中心性、孤立的痛苦
性以及在分离和重大的痛苦中权力分层的重要性的理解,还有对
我们的大脑输入联系指令的方式的理解。关系文化理论指出,对
生活在分离文化中的人们来说固有的两难是:我们的大脑和身体
必定要在联系中成长,但我们文化的中心思想却是我们应该独立
并自给自足。

理　　论

[23]　　关系文化理论源自一种要更好地理解人类生活中的成长—抚育关系之重要性的努力。它试图减少个人水平或社会水平上因长期分离和孤立所造成的痛苦,增加关系的适应性,促进社会公正。沃克指出具有关系特征的联系和分离发生在这样一种背景中,此背景中人们被"根据阶层、身体能力、宗教或文化中的任何具有本体论意义的维度加以种族化、社会化、性别化、分层化"(2002b,p.2)。关系文化理论将特权、边缘化、文化力量的效应看作心理发展的中心。关系文化理论家"把文化描绘成不只是展示发展演变的舞台背景,而是塑造人类可能性的关系过程中的一位活跃的施动者"(Waler,2005,p.48)。关系的发展总是完全充满了社会和文化认同,这一见解已经成为关系文化理论发展和实践的核心。

　　虽然关系文化理论模型最初被发展用来更好地描述女性经验,但显然男性的心理成长也已被研究它的镜头所歪曲。男性的

联系愿望和需要曾经遭到了否定和忽视。主流文化坚持要求男 [24]
性实现独立、自主的目标和个体主义的竞争成就。否认脆弱、需
要强大和独立的自我以及依赖凌驾他人之上的权力作为通向安
全之路,都曾使男性付出了巨大的代价(Pollack,1998)。比尔·
波拉克(Pollack,Bill)描写了他称之为男性社会化中标准的创伤
主题,罗恩·莱文特描述了他称之为男性在被教以"强壮"、坚定、
坚韧、顽强、非女性的男子气概中标准的述情障碍①主题(Levant,
1992)。今天,关系文化理论在试图把慢性分离转变为联系和对
男女两性以及整个社会的授权时,希望能更好地代表男性和女性
的心理经验。

● 核心概念 ●

关系文化理论的核心概念(Jordan,2000)包括如下:

1. 人们整个一生通过关系成长,并走向关系之中。

2. 成熟的机能具有朝向亲密性而不是独立的特征。

3. 成长具有关系的分化和精细化的特征。

4. 成长—抚育关系的核心是相互共情和相互授权。

5. 要真正参与和全面加入到成长—抚育关系中,真诚是必
需的。

6. 在成长—抚育关系中,所有人都会投入、成长或受益。发
展不是单向的。

---

①　述情障碍,指来访者在理解、加工和描述情绪方面的障碍。——译者注

7. 从关系视角来看,发展的目标之一是在整个一生中关系的胜任力和能力不断增长。

相互共情和成长一抚育关系

总之,关系文化治疗的目标是要加强我们的关系复原力(relational resilience)、相互共情和相互授权的能力,而不是走向更加分离和独立。相互共情是核心的过程,它为关系中的成长做了准备。在双方关系中,它包含了两个人的责任,但是它也能发生在更多人之间。在这种共情运动中,随着每个人都受他人影响并看到自己也影响他人,个体看到了改变和联系的可能性。因此,一个人曾被分裂或视为不可接受和威胁性的经验方面开始回到关系中。当分离的保护性策略起作用时,人们固着于旧的分离模式中。在这种情况下是没有多大发展空间的。在相互共情中,人们开始看到他们能够越来越多地把自己带入关系中。在这一过程中,他们变得更积极、更愿意改变和学习。

对于联系的需要是人类生活的核心动机,而在联系中成长是优先的。在成长一抚育关系中,人们能够把最充分、最真实的自己带入关系中。吉恩·贝克·米勒提出这些关系有五大结果("五样好东西"):热情感;更好地理解自己、他人和关系(明了);意义感;更强的行动能力或生产力;越来越渴望更多联系(Miller & Stiver,1997)。

分   离

关系文化理论把关系中的分离看作是正常的,当一个人以某种方式误解、排斥、羞辱或伤害另一个人时分离就会发生。急性

[25]

分离通常发生在所有关系中。如果能加以处理或修复,它们将不是什么大问题,实际上,它们会变成巨大的成长空间。当一个受伤害的人,尤其是没有权力的人能够向一个更有权力的人展现她或他的分离或痛苦经验,并得到了关心或关切的回应时,这个没有权力、受伤害的人就会有一种影响了他人的"紧要"感。这加强了联系以及关系胜任感。因此,共情失败的处境会变成在关系中增强信任和力量的处境。

但是,如果没有权力的人不被允许或鼓励表达她或他的受伤和愤怒时,此人就会学会抑制她或他经验中的这一方面。她或他学会躲避或不真实地逗留在关系中。此人通常会带着羞愧或退缩离开真诚、产生成长的关系。而且,他会扭曲自己迎合他人以能够被这个有权力的他人所接受。他会深切地感受到失去权力或被忽视。这些交换缩减了这一关系本身,如果上述状况重复发生,一种慢性分离的状况就发生了。在这种情况下,没有权力的受伤者感到自己应该为分离负责,并感到陷入僵化和逐渐孤立中。受伤者会越来越少地把他或她的真实经验带到关系中,并通常失去与自己的情感和内心体验的接触。这种动力条件在造成个人水平上的孤立或权力剥夺的同时,还维护了主流的政治观。这样说来,个人就是政治,政治就是个人,改写心理学的范式就成了一种社会公正行为。

[26]

关 系 意 象

关系意象(relational images)是我们每个人从自己的关系经验中创造出的内在构造和期待(Miller & Stiver, 1997)。它们很早就在生活中发展,并被从一种关系带入另一种关系中,有时受到修订(成长),有时限制我们的期待(以把我们定格在过去关系上的方式)。我们对于关系的期待存在于在这些关系意象中。慢性分离导致消极的关系意象。当关系意象具有可塑性时,它们能够被改变并且不会产生不适当的泛化。但是,当关系意象僵化且过度泛化时,就会使我们不能充分参与眼下的实际关系中。在这方面,它们类似于很多心理动力模式所提到的治疗中的移情,以歪曲当前现实的方式用自己过去的期待影响现在。

　　尽管弗洛伊德认为治疗师的中立和客观性对发展移情至关重要(Freud,1912/1958),关系文化理论却认为"移情现象"出现在所有关系中。在这一背景下,"当人们'固着于过去'而不能自由地参与当前的新关系时,复现就成了难题"(Miller & Stiver, 1997,p. 138)。关系文化理论进一步提出,在治疗中"中立性"和治疗师疏远会妨碍人们进入一种新的、不同的关系经验。相反,治疗师能活跃地参与帮助重塑关系意象:"一个人的过去带有联系和分离历史的关系记忆,造成了人们带到治疗中的关系意象的内容和复杂性。这些意象体现了人们关于普遍关系的期待,但是在治疗中它们变成了探讨的焦点。"(Miller & Stiver, 1997, p. 139)

[27]

　　在治疗中,治疗师和来访者也会寻找主流关系意象的例外,即不一致的关系意象。如果一种核心的关系意象是"不管何时,只要我使自己的需要被人获知,我就会被抛弃",不一致的关系意象可能就会是"无论何时,只要我需要凯茜姨妈,她真的就会在我身边"。一种消极的关系意象是"当我向人发火时,他们会以拒绝来报复我",这可能会与这样的不一致关系意象相矛盾,即"我哥哥很习惯跟我在一起,且认同了我的愤怒"。如果消极的关系意象导致一种无助和孤立感,那么这些不一致的关系意象就挑战了它们的"病态确定性";它们是治疗师可以帮着扩展希望和关系可能性的空间。

通常,这些消极关系意象的完全修通是围绕着在治疗关系本身中共情的失败来进行的。如果有人认为消极的关系意象和受伤感以及自我责备出现在这样的情况下,即个体不能向更有权力的他人表达她的痛苦经验,那么能够向治疗师表达被治疗师所误解或忽视的痛苦,并让这些表述获得承认和关注,就可以打开之前关闭的大门。修复这些分离是治疗的核心。在这些修复中,个体的无意义感、关系无能感和孤立感改变了。当治疗师以驳斥已确立的和有局限的关系意象的方式对来访者做出反应时,关系期待和神经通路得到了修正。消极的关系意象开始改变,关系期待有所转变,羞愧和自责感被自我共情和希望所代替。这些转变虽然有时是逐渐发生的,但却是深刻的,它们把来访者带入具有发展当前关系能力的现实中。我们曾把这种状态称为关系留意 (Surrey, 2005; Surrey & Eldridge, 2007) 或关系意识 (Jordan, 1995)。

[28]

吉恩·贝克·米勒提出了"受谴责的孤立"(Miller, 1989)的概念来表述这样一些关系意象的固着与痛苦,它们把我们锁在关系之外,并继而锁在希望之外。在受谴责的孤立中,我们感受到僵化、无价值和孤立,并且觉得是自己造成了这一切。个体感到他或她应为自己的无力、无望负责,并且觉得他们一定有着某种固有的"错误"。在这种情况下,他或她将不会冒着必要的风险,显示脆弱去建立联系。进一步被孤立的威胁实在太大了。米勒和斯蒂弗(1997)创造了核心关系矛盾这一术语,来表述在这种情境下所发生的事情。尽管我们深切地想要和需要联系,却担心如果我们进入到建立深入联系必然会有的脆弱性中,不知会发生怎样的事情,因此,我们将大部分的自己保持在联系之外。于是我们发展了分离的策略,试图通过分离来保护自己,保持分裂的自我部分。我们发展了这些策略以避免孤立,但是自相矛盾的是,它们却造成了我们的孤立感和被忽视感。吉利根在她对于青春期少女的研究中阐述了一种几乎同样的自相矛盾(Gilligan,1990)。她证实青春早期的少女试图去适应文化指定给她们的各种关系时,会采用这样的方式,即似乎失去了自己的某些坦率和有洞察力的部分。一些与自己内在经验分裂的极端事例发生在性虐待和身体虐待中(Herman,1992)。由此,我们看到了社会力量以及个人经验是如何导致了这些策略及其后果。

控制性意象和羞愧

　　控制性意象(controlling images)也造成了分离和权力剥夺的模式。非裔美国社会学家帕特里夏·希尔·柯林斯(Collins,Patricia Hill,2000)考察了社会创造控制性意象的方式,使某些群体蒙羞并剥夺了他们的权力。它们界定了我们是谁,什么是可以接受的,以及我们能做什么。柯林斯指出,控制性意象——像关于"黑人保姆、女家长、接受福利救济的母亲",这样的刻板印象实际上都是谎言,用于绑定人们处在他们的"位置"上,并诱导出这样的观点即改变是不会发生的。这些定义性的意象仿佛是真实和不可改变的。当人们身陷无穷的歪曲和控制性意象中时,就很难坚持自己的真理。通常,这些社会控制性意象会成为个体关系意象的一部分:"从关系文化视角来看,分离策略引起了内化的压

[29]

迫,这是一种建立在歪曲和虚假情报基础上的复杂的关系意象,它要求把支配型文化中的不平等变为正常。"(Walker,2005,p. 54)

分离策略总是围绕羞愧和无价值感而出现。羞愧是许多僵化的成因和慢性分离的主要根源:"在羞愧中,一个人感到分离,他的存在受到谴责,他不值得共情回应,或者他不可爱。在羞愧中,人们通常会走出联系,失去效能感和真实表达其经验的能力"(Jordan,2000,p.1008)。当人们感到他们的存在"无价值"自然会产生羞愧,觉得如果人们更充分地了解他们的话,那么就会拒绝或蔑视他们。汤姆金斯(Tomkins,S.)把羞愧命名为一种原发性的情感,与生俱来,反映在对事物的目光转移中(1987)。但是羞愧通常也是被强加到人们身上的,以对他们进行控制与权力剥夺。

羞愧是压制和孤立个体的一种强有力的方式,但是它也在压制和孤立边缘化的群体中扮演了重要角色,这些群体的成员总是策略性地感到羞愧,以强化他们的孤立以及由此导致的从属地位,即使通常这是不可见的:"孤立是胶水,它将压迫维持在它本来的位置上"(Laing,1998)。通过广泛地压制那些表达了不同于现实的观点者的政治措施,主流群体的权威性得以维持。微侵犯(micro-aggressions),即在其中似乎有匿名的和未引起争议的微型不尊重或暴力行为,是这些不可见的政治措施的一部分(Jer-kins,1993)。尤其是当主流群体不可避免地策略性地阻止公开冲突,不允许非主流群体表达异议时,这些差异就被看成是不正常的。边缘化的群体通常内化主流群体的标准,内化的压迫 [30] (Lipsky,1984),这起到了维持羞愧和权力剥夺的作用。

通常,从群体性羞愧转变为有一种价值感,需要以创造内聚性的群体自豪(同性恋的自豪、黑人的自豪、女性权力)效应为基础。建立或参加一个社团缓冲了边缘化个体的权力剥夺过程。在这些集体中,授权使人们不再羞愧,重新收回了尊严和受人尊重的权力。在《我们的肤色》(*The Skin We're In*)一书中,贾尼·沃德(Ward,Janie)(2000)记述了积极地进行健康的抗争行动(解放的抵抗),以抵制那些威胁要压制和孤立她们的白人标准,对于黑人少女的重要性。她指出批评性地思考主流现实,以另外的现实版本来指出它们、对抗它们的重要性。这创造了一种积极的认同感,削弱了*所谓现实*和*所谓真理*的基础,它们通常只是"控制性意象"的华丽礼服(Collins,2000;Robinson & Ward,1991;Ward,2000)。

　　临床工作者必须认识使人们进入治疗的羞愧有多重来源。海伦·布洛克·刘易斯(Lewis,Helen Block)编撰了许多心理治疗的会谈记录,并发现羞愧是迄今病人表述的最为普遍的情感(Lewis,1987)。关系文化理论集中于帮助个体建立和重建他们的成长—抚育关系能力,这要求考虑到任何所有影响到此种能力的力量,尤其包括压迫性的社会体制。种族认同模式(Helms & Cook,1999)让我们认识了种族/人种认同问题是何等深入地被编织进了我们的社会结构中,以及它们是何等深刻地影响着关系的可能性。控制性意象和羞愧对于发展具有深刻影响:"文化如何看待一个人会影响到他处理发展任务的能力"(Walker,2005,p. 50)。治疗师和来访者可以一起理解和处理控制性意象、羞愧和压迫的影响,"鉴于(关系文化治疗的)基本前提是健康的发展通过关系中的行为而发生,那么当个体能够摆脱抑制性的客观化

(它限制了成长范围与可能性)而行动时,发展的潜力就会增强"
(Walker,2005,p.50)。羞愧和压迫的动力也适合于两方关系,尤
其适合于虐待情境,在其中犯罪者通常羞辱和孤立受害者。

　　核心的关系矛盾认为,当一个人在早期关系中受过羞辱、伤
害或侵犯时,对关系的渴望实际上会增加。但与此同时,此人还
会产生一种夸张的感觉,即脆弱性是不安全的,而脆弱性对于进
入真实关系来说又是必不可少的。因此,他一边更加渴望建立联
系,一边又更加恐惧寻求建立联系。对治疗师来说,在治疗中重
视这种核心的关系矛盾非常重要。治疗师必须尊重分离策略,必
须深刻理解来访者为什么会发展出这些分离策略,以及它们如何
帮助他在无反应或暴力关系中存活。治疗师必须在一种真正"了
解情况"的意义上"同情"来访者,发展出背景性共情,这种共情可
以帮助她或他看到来访者是如何通过分离而产生自我保护这种
需要。与此同时,治疗师必须支持进行更真实的联系的全部愿
望,哪怕这种愿望只是暂时的。在从慢性分离走向联系的过程
中,如果有治疗师的支持,来访者就会开始放弃分离策略,这样一
来就必然会体验到某种脆弱和冒险。当来访者开始放弃分离策
略时,治疗师必须预计到,在增加了亲密或真诚之后,随着来访者
跳到了旧的安全模式中,他会突然中断两者的关系。在某种程度
上说,治疗工作包含了从旧的关系意象中区分出当前的关系可能
性。它包含了把不确定性引入到来访者过度泛化和固化的消极
关系意象中(例如,从"当我展示自己的柔弱时就会被痛打"转变
为"孩童时代当我很脆弱时继父就会打我,但是我的现任男友总
是和我在一起"),并帮助来访者依靠自己的力量体验新的关系。

[31]

关系复原力和关系勇气

关系文化理论认为发展关系复原力——在分离之后回到联系中的能力和伸手求助的能力——对任何人的治愈都至关重要。但是治疗师必须当心不要强迫或逼迫与当事人建立联系。相反，

[32] 我们应该慢慢地有意地提供安全的联系和修通共情失败的体验。治疗师必须向来访者展示，比起确定、彰显或维持我们作为"好的、共情的治疗师"的自我意象，来访者以及幸福的关系更加重要。因此，我们要积极地处理分离和关系失败。当我们犯错时，我们会道歉。当遭到攻击时，我们不要自动假定整个问题都在于来访者（例如，不要借助"投射性认同"来解释治疗中我们自己的反应），而是要处理自己的防御性。我们要开放地检查自身的局限性，以及我们自身的分离伤害和影响别人的方式。在处理相互共情中，治疗师令来访者看到了他们对她/他（治疗师）的影响——他们对她/他很重要。治疗师意识到关系信息对来访者很重要，来访者需要看到他们是怎样影响了别人，以及在有些情况下又是如何修订自我表达的方式，以使他们能够通过这种影响有效地创造积极的结果。作为治疗师，我们不是德尔菲神庙中的祭司，提供神秘的分析，揭开难解的冲突，或者超越我们的来访者模糊有限的视野，完全清楚地看见一些东西。我们参与的是治疗性的关系中，这要求作为治疗师的我们将意识性和开放性带到治疗过程中。我们通常参与的是一个正在进行联系或分离的过程，努力照亮关系中的阴影。

与关系复原力概念有关的是关系勇气。这一概念挑战了勇气的通常含义，即作为一种内在特征、描述了那些独自承受巨大

36

风险的个人特点(例如,测量陡峭的悬崖或从飞机上跳伞)。传统的勇气概念带着这样的期望,即强者在令人畏惧的情境中不会体验到恐惧或不确定性。这无疑导致了对这种观点的强调,即成年人应敢于冒险并蔑视恐惧。关于勇气的一种关系文化式的理解认为,勇气包含了感受到恐惧以及寻找支持来处理恐惧。因此,关系文化治疗谈论了鼓励他人的重要性,并帮助另一个人发展勇气。鼓励类似于授权,它包含了促进来访者在考验面前的发展与维持自信、希望。

　　关系文化理论促生了一种有凝聚力的行动的心理治疗取向,　[33]但它也是一种采取社会行动的概念性框架。在临床环境中,关系文化理论的实践者医治他们在治疗中看到的个体的痛苦,以此来架构他们的工作。但是他们也认识到一个更大的使命,即改变造成许多人们遭遇痛苦的社会状况。关系文化理论的工作不是改变人们去适应于功能失常的文化状况,而是让他们在联系中得到治疗,并反过来在联系中治疗他人。在联系中成长的一部分连锁效应,经常涉及参与改变社会的行为——通过创造围绕关系价值而建立的联盟或团体。

治 疗 过 程

[35]　　　人们想要降低孤立经验的影响,增强自我共情和对他人的共情能力,并增进对背景和限制性的文化/关系意象的影响力量的了解,这引导着关系-文化治疗师的临床实践。关系文化理论(RCT)疗法并非依赖于任何具体技术和干预手段,它更多依赖于相互参与的态度和质量。关系文化理论治疗给予来访者以最基本的尊重,深切理解他们遭遇的痛苦以及重要关系受创时他们习得的生存方式。关系文化理论治疗将孤立和慢性分离视为许多痛苦的来源,正是这种痛苦促使来访者前来治疗。在治疗关系中,关系文化理论治疗试图减少受谴责的孤立经验,以帮助来访者改造其治疗之外的生活。为达到这一目的,无论是在来访者的日常生活中还是在治疗关系中,治疗师都密切关注所发生的联系和分离。相互共情活动为来访者创造了必要的安全感,而且提供了一个重要信息,令来访者开始由防御性的分离状态回到成长—

抚育联系中。

· 评估阶段 ·

在对来访者进行评估时,关系文化理论治疗通过常用的人口 [36]
统计学方法来收集信息:年龄、受教育程度、生活经历、经济/阶层
背景、种族特点、职业和其他兴趣。它尤其重视那些过去和现在
的重要关系,探索早期经验以了解来访者寻求帮助的目的和目
标。除了要对促使人们前来治疗的痛苦进行考查之外,关系文化
理论治疗还要探索来访者的优势和应对能力,包括这些应对能力
的有效性,以及来访者所表现出的对自身经验(即自我共情)和他
人经验的共情程度。关系文化理论治疗特别强调对恢复力尤其
是关系复原力的评估,它包括来访者参与了哪些支持系统(包括
他们获得的支持以及对别人提供的支持),他们在生活中是否拥
有一种"归属"感或"紧要"感,以及他们主要关系中的真实性程度
如何。权力剥夺的个人及社会根源也被考虑在内。此人属于一
个边缘化的群体吗? 在这个群体中,他有社会支持吗? 此人曾是
微侵犯或公开的歧视和社会排斥的对象吗? 此人曾遭受过个人
或社会创伤吗?

要考察的另一个重要领域就是来访者处理建设性冲突的能
力。这对于揭示来访者的关系意象非常有用。治疗师要考虑当
来访者与他人的立场相悖时,他是否能够向他人陈述自己的需求
或观点。如果不能,那是由于当前人际关系中真实存在的限制,

还是限制性的关系意象所导致的呢？一项评估应当考查来访者带到治疗中的关系意象，从主导的、核心的关系意象开始，这些关系意象通常会迁移到其他关系中。这些中心关系意象可被视为关系期望，它们指导着来访者现有的人际卷入。这些期望可以用"如果/那么"的陈述来表达，即"如果我_____，那么他人会_____"。例如，"如果我对别人要求某种东西，那么别人会对我很坏"。治疗师不但要形成一种关于这些关系意象的工作模型，还要注意到这些意象是如何公开泛化到当前关系中以及这些期望有多大的确定性。治疗师要努力确定当前关系实际上是复制了先前的关系，还是事实上为成长提供了其他的可能性。还要注意到有差异的关系意象，它们对消极意象的"病态确定性"提出了挑战，通常成为希望和改变的关键。

[37]

　　评估的另一个焦点是此人的分离策略，即使用何种方法摆脱与他人的关系。第一个问题是有关这些策略的起源：它们从何处习得？为了何种目的？它们有效吗？下一步就是尝试得出关于当前这些策略的有用程度的看法。尽管从分离之后重建联系的可能性来看，背景造成了显著的差异，但是了解出个体重建关系的能力，包括轻松地求人、示弱和自我意识，仍然非常重要。对可能的创伤和关系侵害史的协调，能够帮助治疗师评估慢性分离和防御性非真实的可能程度。治疗师也应当留神听出一些羞愧的可能来源，虽然这些来源很少被直接检验。在关注关系模式时，一个人的丧失和哀伤史也是很重要的。在哪些地方关系带来了希望和可能性，又在哪些地方它们是在哀伤或深深的绝望中终结？

　　由此，关系文化理论治疗中评估的目的是为了确定关系意象

的来源和功能,这些关系意象包括控制性的社会意象以及成为来
访者经验的应对策略,并为治疗关系奠定基础。虽然很多情况也
需要诊断,但关系文化理论治疗却对传统诊断提出质疑,并特别
提出一个尤其不同于第二轴诊断的评估(Jordan,2004)。并考虑
到大的社会背景塑造个人发展的方式,关系文化理论治疗并非将
重点放在个人特质上,而是建议评估应聚焦于关系动力学和慢性
分离的模式上。

　　在评估来访者的过程中,乃至整个治疗关系中,治疗师形成
对自己分离策略的意识至关重要,这包括什么时候他们会变得积
极,以及他们如何影响了每一种特定的治疗关系。同样,如果治 [38]
疗师能形成关于自己的关系意象,尤其是自己会固着在哪里的自
我意识,也是很有帮助的。治疗师必须形成对治疗中的分离迹象
的敏感性:是不是有精力下降或消极情感没有弄清楚? 是不是存
在恐惧、分离、交流障碍或者突发性的强烈愤怒? 虽然治疗师可
能并不总是知道是什么导致了这种转变,然而指出这点有时是有
帮助的,即"好像就在这里出现了转变。你注意到了什么东西了
吗?"评估阶段对开始发展治疗师的这种敏感性和意识很有裨益。
既然治疗师的工作并不是迫使和强加联系,那么在这些探索过程
中,友善和试探则是有必要的。在这一阶段以及整个治疗关系过
程中,治疗师的一贯责任就是要密切注意来访者安全的问题,并
将治疗关系发展成为一种安全的、促进成长的背景。

治疗的过程：治愈性的关系

　　关系文化理论认为治疗是以一种复杂而且常常不能预期的方式展开。最初，治疗关系必须是"足够安全的"，以使得脆弱性得以暴露，并加以探索。同来访者在一起时，治疗师要去发现是什么阻碍了来访者寻求支持，并肯定来访者既有的分离策略的高明之处。治疗师不应去除这些分离策略，而是对其采取尊重的方法，理解其必要性。如果在早期关系中存在着重大的忽视或破坏，那么治疗的这一阶段会很困难而且持续很长时间。随着时间的推移，当治疗关系不再重复早期关系的痛苦时，来访者就会体验和注意到关系的差异，改变就成为了可能。来访者对于自己和他人对关系影响的新理解会变得更有差别和分化。

　　一天，一个患有创伤后应激障碍（PTSD）的来访者莉萨，看出我脸上的沮丧，问道："你要把我扔出去或者可能杀了我吗？"由于我们之间以前经历过这样的危机，在我回答道我的

[39] 确感到沮丧时，她能够听到我说的，但我绝不是想要把她扔出去或杀了她，如果有什么不同的话，那就是沮丧让我有些过于紧张——在试图更好地去理解时。她会看到我不是她的暴躁的父亲，她父亲生气时总是殴打她。她的关系意象开始改变了，形成了一种截然不同的情感体验。

　　随着来访者逐渐期待更真实的联系，在处理关系中难免会出

现冲突时,他们开始冒点小风险。来访者可能开始尝试表达不同
观点或异议,而不是选择逃避或不真实。来访者获得了更大的关
系信心和复原力。关系信心包括看到一个人有能力感动他人、引
起关系的改变,或者影响关系中所有参与者的幸福。消极的关系
意象限定了来访者,让其预期自己无关"紧要",没有影响力,没有
关系能力。当她看到自己的关系能力显现时,消极的关系意象就
开始发生改变。当来访者看到、感觉到并意识到自己对治疗师的
影响之后,她就会重新回到关系中。

关系意识(或称之为关系正念),包括除了协调和意识到关系
中的每个参与者之外,还要对关系本身有所意识及进行协调。
"关系需要什么","关系的牢固性如何"以及"什么将支撑着关
系",诸如此类的问题开始变得重要。把这些东西融为一体是治
疗工作的重要部分。治疗师在治疗过程中要安于一种不确定的
状态,这说起来容易做起来难。一条有用的治疗格言是:"带着好
奇心去倾听,而不是竭力想得到确定性。"

即使在我们已经度过了分离阶段之后,莉莎仍对我非常
挑剔。我记得有一天,她走进我办公室说道:"我们之间已经
建立起比较稳固的关系了,不是吗?我记得你曾经叫错我妹
妹的名字,我认为事情就那样了,我们之间完了。我曾说是
你的智力在下降,或者也许你只是不关心而已。你语无伦次
地道歉,我努力去相信。记得我后来告诉你,你不是我见到
过的最聪明的治疗师但也不是最笨的吗?我想我是不是在
用那种方式给你一份礼物。的确,我们一起经历了很多,我
们仍在这里谈话……真的很让人惊奇。我猜想我们都值得

[40]

为此称赞!"这些肯定本身就是一个治疗性的里程碑。

随着时间推移,治疗师与来访者建立起一种关系。在这种人际关系中,来访者可以将自己、自己的经验和情感,尤其是她没有投入到关系中的那部分经验更多地展现出来。对来访者来说,表达出对关系的渴望和放弃那些置身关系之外的策略是何等恐怖的事情,治疗师要对此产生共情。在治疗中,随着一个情感表达型的治疗师委身于对关系失败的回应性修复,来访者的孤立感逐渐减少,大脑发生了改变。在关系文化理论提出的*正确的关系经验*中,关系意象得到了修正,神经元的改变也很可能会出现(见本书第5章)。

如果治疗师能够理解治疗实际上如何"威胁"到来访者的分离策略,这也是有帮助的。最起码,治疗师要理解放弃这些分离策略会让来访者来感到多么危险,没有它们(分离策略),她或他会感到无力并失去控制。治疗师要致力于对核心的关系矛盾产生共情,即来访者渴望并进入到真实、安全的人际关系中去,又担心这样做会放弃了分离策略。这种推拉会不时造成僵局。当这种僵局出现时,治疗师需要再次注意跟随来访者的指引,并一步一步适当地帮助其走向联系,用这种方法避免触发来访者的恐惧。

关系文化理论心理治疗追求的效果包括更自由地表达对关系的渴望而不会感到无助。来访者回避联系的策略减少。来访者体验到对自己承受情感的能力更加自信,认识到自己没必要非得孤独一人。复杂的情感和认知取代原有的"全有或全无"而起作用。病态的确定性得以改变。来访者认识到在他或她的生活

[41]

44

中有更多的关系资源。来访者感受到了联系和被授权,并开始更多地体验到"五样好东西":热情、确定、价值感、效率和建立更多联系的意愿。由此,随着来访者关系技能的改变,她或他就能把精力投入到生产和创造性的工作中。

因为关系文化理论治疗增强了来访者对联系的欲求,从本质上讲,它是一种关于建立人际网和团体的方法。在理解了社会政治力量造成了慢性分离和权力剥夺后,个体时常感到被授予了权力开始挑战限制性的社会条件。可见关系文化理论治疗不仅仅是为了帮助人们去"适应"一个权力剥夺的社会环境。如果是这样,则支持了问题"在于个体"的观点,这实质上是一种独立心理学的思维模式。相反,通过指出破坏性的社会实践,共情理解独自改变的不可能性,强调寻找同盟的重要性,并在个人和集体两种水平上检视抵制羞愧实践的方式,关系文化理论治疗倡导创造个人幸福感和社会正义的技能的发展。贾尼·沃德(Janie Ward,2000)在对非裔美国少女的研究中提出了一种完美模式,该模式能够有效抵制孤立和权力剥夺的文化力量。孤立和羞愧一减少,就有了精力去建立更愉快的联系和有建设性的团体。

总之,与许多的治疗取向相比,关系文化理论并没有提供一系列具体技术。它对咨询师的工具箱的主要贡献在于它坚持使用相互共情和对来访者给予根本的尊重,并强调对慢性分离和功能失调的关系意象的理解和修复。可以这样说,是治疗关系本身导致了来访者的康复和改变。

● 治疗的要素 ●

以联系和分离进行治疗

当一个人感到不被他人倾听、理解或回应时,在这一互动中就会出现分离,并且不存在共情性的回应。在关系中,分离始终在发生。大多数的分离并不严重,而且通常会成为建立更稳固联系的契机。如果受损者或"受伤害"的人能够向他人表达出她或他的感受,并得到了他人"共情性"的回应,那么分离就会导致更强的联系。重塑联系需要做出一个承诺,即有更充分的理解,并付出努力去修复之。如果治疗师致力于维持自己作为完全共情、关爱的医治者形象,或者作为一个在人生旅途上摒弃了不确定性、痛苦和踌躇等人类境况的人,那么他们无疑将会在来访者最诚实和最脆弱的时候离弃他们。当来访者冒险对治疗师提出批评或质疑时,需要保持权威或"控制"的治疗师可能会将这种诚实理解为一种疏远或贬低,例如,"她把我同她的父亲混为一谈","他在阻抗我的解释",抑或"她正在向我表达敌意"。当来访者的受伤来源于他人时,治疗师能够很容易地用自己的共情去影响来访者的经验。但当治疗师本身就是伤害的来源时,他们就要付出更大的努力去避免自身的防御性以及由此所导致对来访者的责备或抛弃。

[42]

46

关系文化理论认为,当治疗师认识到自身的不协调是分离的一部分时,那么无论有什么样的抱怨和伤害,他们都需要努力地对其保持觉察和理解。治疗师必须要以一种非防御性的,肯定来访者经验的方式进行回应——即提供一种回应,这种回应是来访者在童年被他人伤害时所没有得到的。这样,治疗师可以为自己的遗忘或走神而道歉,或者指出自己的确没有"抓住"某种东西,并试图回顾过去以探究这次怎样才能做得更好。在共情失败时,最重要的问题就是:下一步会发生什么?是向来访者提供一种关系情景,表示理解来访者和来访者的治愈比治疗师的自尊或自我更重要,还是要治疗师专注地真正理解来访者并与其经验共处?如果治疗师发出这种信息,即她/他能接受和处理关于他们自己的局限性和失误的反馈,那么就不会继而发生慢性分离。来访者不必像在过去的关系中那样,会变得羞愧或进入防御性的不真实中,而是能够与自己的经验共处,正如治疗师能与他们共处那样。关系的修复治愈了病情并重新点燃了希望。

案 例 片 段 [43]

努力地保持联系

戴安娜,一位20岁的女性,对我来说,她是最有挑战的来访者之一,也是最有价值的老师之一。在来我这里之前,她接受过数位治疗师的治疗。在一些治疗师"放弃治疗她"之后,她曾向别人炮轰他们"太神经质和冷血"。那时,我正在戴安娜入住的精神病教学医院实习。她带着一些希望和谨慎开始接受治疗。没过多久，她就发现我令她失望了。她发现我因循守旧并且"呆板"。她还很快注意到我没有"理解"她。作为对我共情失败的回应，她会打电话给她以前的治疗师们，告诉他们我最近说过的"蠢话"。恰好这些治疗师中有些是我以前的督导，我很尊敬他们。戴安娜是一部精确记录我错误的录音机，因此当我在咖啡厅或者其他地方偶然遇见这些人时，他们就会告诉我戴安娜打电话的内容，而且有些惊奇地问，是否我真的说了那种话（同时转动着眼球表明那有多么荒唐，如果我说过的话）。当然，我说过。

我被一种羞愧、曝光和某种愤怒感所充斥，我很愤怒戴安娜把我的过失告诉给那么多人。我的自我意象是一位善良、共情的治疗师，而这大大受到了挑战。我不得不同我自己的分离倾向做斗争。我变得自我保护，而且一点也不理解她那样做的模式。起先，我沿着老路，将她的行为看做是她对我隐藏的敌意。我试图引导她谈谈这方面。我认为我主要是在努力寻求一种办法阻止她继续揭露我的无能。但是，随着时间的推移，我开始明白，戴安娜已经形成了一种聪明且有效的方法，与我保持着治疗关系。对作为一个创伤幸存者的她来说，在紧闭的大门后接受治疗，并受邀与另一个有权力的人分享自己的脆弱，这绝不是一个安全的情景。实际上这是一个触发性的情景。她曾经在一扇紧闭的大门后遭到一位原以为值得信任的有权力的人（她的继父）的性虐待。这种治疗情景没有带给她安全感。每次我犯了错误或没能对她做出共情时，她都会体验一次"杏仁核劫持"。换句话说，在别人看来一个很小的过失，对于她来说也预示着她并不安全且会遭到潜在的侵犯。因此，一个小的过失会引起强烈的反应。

在应对这种反应时，戴安娜的做法很聪明。她把治疗带到了

[44]

那扇紧闭的大门之外,说道:"听听这个,看看这个。瞧瞧我的治疗师所说的和所做的。见证一下我们的关系吧。"用这种方式,她可以感到足够安全以继续留在治疗中。虽然我很长时间都在对抗这种动力,而且忽视它的意义,但我终于还是明白她真正要做的是不得不克服那种情景给她带来的恐惧。当我最终能够理解她的这一点,并展示出我能够超越自己的不确定性、羞愧和暴露而敢与她的需要共处,并帮助她获得安全时,她开始感到足够安全,相信我们将会一起应对那些误解和失败。当我们出现共情失败时,她也不再进入高度警觉状态。但是她也明白,如果她需要引入见证人的话,她有那种选择权。

戴安娜和我共同建立起了足够的信任来进行下一步的谈话,即关于在我所实施的治疗中她所体验到的伤害、失望和分离。她为建立一种对我们彼此来说都足够安全的关系做出了巨大贡献,这种关系让我们能促进她的康复。

治疗师对于发生在治疗内外的分离的应对能力对治疗的进行起着关键作用。很重要的一点是,当联系未被来访者体验为安全时,治疗师不想让他们陷入对他人非回应性的重复期待,也不想把他们强行推入联系中。在一个没有共情的环境中,对关系的渴望和出于保护个人脆弱性而发展出的分离策略都应受到尊重。治疗师在治疗中必须密切注意分离,并做好准备对其进行重新处理,以便有效加大未来发生改变的概率。有时这意味着指出一种特定的分离模式;有时这意味着默不作声、安静地允许来访者从脆弱性中退出。因为在那些极其脆弱的时刻,任何评论都有可能 [45] 被感知为羞辱。当治疗师伤害到来访者时——无论是出于粗心、误解还是防御造成的——对这种伤害必须加以处理:通过承认有时甚至是道歉来传达一个清晰的信息,即对治疗师来说伤害到来访者是不好的,而且还要指出这种误解有时可能是在所难免的。通常,对于已经给来访者造成的痛苦,治疗师需要展示出自己为此感到痛苦。与通常所表示的担心,即展示这些将会导致感情的压制或致使来访者去"照顾咨询师"所不同的是,这种公开承认常会引起一种感觉,即咨询师关心自己的脆弱,并能足以坚强地将其表现出来。

那些遭受慢性分离和拥有消极关系意象的人,常错误地把自己的孤立归咎于自身。他们感到自己在某一方面有缺陷,由此他们导致了孤立,认为自己是坏的、令人讨厌的或不应得到爱的。因此,咨询师为他们在分离中的作用承担适当的责任尤其重要。

在一次治疗中,我对手头的工作有点心不在焉。一位来访者(已治疗过一段时间)正在谈论她写日记是多么重要。但是,在我倾听的时候,我真的不能理解她,我感到有些迷茫。我插话说道:"今天,事情好像在这里变得不明确了。"她很快回答道:"是你还是我?"在那一刻,她让我看到了是我的一时走神让她感到了孤独,在那样的孤立中,她开始悄悄溜走。我承认说我想我有一点心不在焉,她很可能感到好像是我让她感到了孤独,而且日记可能是一个更值得信赖的交流平台。不必说出到底具体是什么使我心不在焉;这就是经验确认和完全表露之间的部分不同。

分离一旦出现,无论怎样这种关系都已经或正在发生转变。这时存在着不确定性。通常与不确定性相伴随的是焦虑和恐惧。

这是一个可能性和危机共存的时刻。这一时刻可以成为造就更稳固关系的良机,也可能会围绕着痛苦和恐惧而终结。当出现无回应、固守应该如何的意象或某种确定性的幻觉时,来访者和治疗师就会离开开放的关系空间而进入保护他们的独立性和自我意象当中。当情景的确不安全时,这代表了适当的保护性。如果人们不能出于坦诚的好奇心和求知而冒点险去检验这种关系有多么安全的话,他们就不能够走向对方。需要探寻的问题包括:在我们的关系中我们能够为这一困难做些什么? 存在足够的相互性和安全感来承担必要的脆弱性,从而一起解决掉这些难题吗? 通过询问和回答这些问题,治疗师和来访者一起建立一种新的模式,来处理关系中的艰难处境。

[46]

以共情进行治疗

在重建关系意象和建立联系的过程中,共情是一个关键性的要素。共情是一种复杂的认知情感技能,是一种设身处地为他人着想,与他人"有同感",从而理解他人的经验的能力。共情对于感受联系的经验至关重要,因此对于治疗中的治愈也极为重要。它需要澄清情感的来源(这种情感始于哪里),而且它使得来访者经验的意义不断地趋于明确。它也缩短了来访者与治疗师之间的体验距离。共情不仅仅是更好地理解来访者的一种手段;在相互共情的交换中,来访者的孤立还发生了转变。来访者感受到更少的孤独,能更好地与治疗师合作。很可能正是在这些共情和共鸣的时刻,治疗师和来访者之间发生了活跃的脑共鸣(Schore,1994),这种共鸣可以改变大脑的形态和机能。由此,大脑中那些记录了孤立和排斥的区域活动减弱,而那些表达了共情性回应的区域开始活跃。额叶眶部皮质的可塑性很强,在一生中的大部分时间里都容易受到关系的改造。在治疗中,共情性的回应有利于形成新的神经通路,改变旧的神经活动模式。

相互共情建立在这一观点的基础上,即为了使共情能"创造不同"、促进康复和减少孤立,来访者必须能够看到、意识到、感觉到来自于治疗师的共情反应。慢性分离导致了来访者情绪低落,对他人、实际上是所有人的共情反应都不抱有希望。只有通过把自己更充分地带到共情关系中,个体才能学会新的回应,并开始抛弃旧的、固着的、过度概括化的对关系失败的预期。

[47]

建立在尊重基础上的相互共情,让双方都能感受到他们对对方的影响。咨询师对来访者感情的回应给了来访者第一手的、被他人"感受到"(即得到他人*真正的*理解)、具有影响力的经验。当来访者注意到,在她含泪讲述母亲离世痛苦时,治疗师也含着眼泪,她意识到自己的痛苦被接受并被感受到了,她的痛苦并非是无关紧要的。来访者感受到不再孤立和无助。尽管在先前的关系中,来访者可能会感觉到被封闭了起来,没有得到回应,但是现在,她或他看到了自己如何在感情上影响了他人。在这些交换中有一种深层的信任感——对自己、他人以及这种关系的信任——并且增强了一种信念,即周围世界中的个体和关系是有可能发生改变的。来访者的认知能力也会逐渐活跃,变得更清晰和富有创造性。对成长—抚育关系的发现不会导致来访者回避一个温暖、令人愉悦的关系世界。相反,它会导致个体为这个世界和他人的幸福而不断投入。

独立自我的范式过于强调"吸收"供给和建立一种独立的幸福感。关系文化理论则主张,一个人自身的成长并不必与他人的成长展开竞争;参与到成长－抚育关系中能够促进共同成长即增强了对自己和对他人的共情,过度的个体化和对过去关系的歪曲理解开始转变。

　　一位来访者曾受到母亲的辱骂,并一度把母亲的拒斥看成是自己"很坏"的一种标志。她开始认识到母亲也被自身的受虐和被忽视的历史所限制。当她形成了对母亲更精确的共情之后,她开始明白母亲对待她的方式更多与母亲自身的局限性有关,而非与自己的坏有关。这使得她开始抛弃一种认为自己是坏的、讨人厌烦的、不讨人喜欢的观念。当她形成了对母亲更准确的理解之后,她也开始发展出了自我共情。在那些曾让她感受到自我厌恶和自我拒绝的经历中,她开始把自己理解成一个非常幼小的孩子,不可能理解母亲施虐行为的理由。她感到伤心和愤怒,因为母亲不曾是一位好母亲。但是,她不再认为自己是有问题的,是遭到抛弃的起因。 [48]

　　通常情况下,我们认为共情是指向他人的,但是共情也可能直接指向自己的经验,关系文化理论称之为自我共情(Jordan,1983)。在治疗中,自我共情的发展是改变的主要来源。在自我共情中,来访者用一种共情的意识和觉察对自己的经验施加影响。由此,来访者开始与自己的情感共处,对它们如何产生做出共情,而不是评判、批评或拒斥自己的感情。在以羞愧和分离进行治疗的过程中,自我共情是一种强有力的工具。在面对一个过于自我批评或表达出自我厌恶的来访者时,治疗师可以和蔼地询问一些这样的问题,例如,如果来访者用最好的朋友来代替自己的话会怎样去看待这一情境。如果来访者为自己在童年时期没有抵抗她横行霸道的兄弟而自责的话，那么治疗师可以让她想象在那个年纪的自己，使她认识到自己是多么的弱小和脆弱。

在治疗缺乏自我共情的创伤幸存者时，在康复过程中的某一时刻，参与到 PTSD 群体中通常是很有帮助的。在这些群体中，共情并非直接指向自身的受虐经验，通常是指向他人的。如此一来，受虐者就会"理解"另一个受虐者在遭受侵犯时是多么弱小，就会抱以更大的共情反应。随着时间的推移，他们开始认识到自己与此人的相似之处，并发现对自己的共情，在孩提时代或在成年期自己不得不应对童年创伤的痛苦、失落和羞愧。由此，在这些团体中，对他人的共情产生了自我共情。有时，其他团体成员会说一些像这样的话，积极地鼓励自我共情能力的发展，例如"戴安娜，在凯利诉说她受虐待时，你是那么关注和同情她，但是你对自己却那么苛刻！你意识到这点了吗？"

发展对自身经验的共情和对他人的共情，并不是让自己的经验从属于他人的经验或抛弃自己的经验。相反，关系文化理论鼓励人们走出自我对他人、自私对无私的二元世界。对他人共情也不是宽恕或接受他人伤害性行为的合法性。它包含了这一发现——在发现中得以解脱——即是他人的有限性驱使了他/她做出这种伤害行为。这就导致关系意象发生了重大改变，接受了一个人固有的价值，这种价值在关系中处于成长的核心。

[49]

以关系意象进行治疗

在治疗中,通过相互共情的过程放弃和修改消极的关系意象,这是导致改变的主要途径之一。来访者和治疗师要一起去清除通向安全联系道路上的阻碍。通过这一过程,来访者在当前关系中变得更加真实存在和反应敏锐。

除了应用相互共情来开始解构限制性的关系意象之外,治疗师还在寻找有差异的关系意象,这种意象可能包含了一种不同的、更积极的信息,或能够产生一种不同的期待。例如,对于来访者来说,一种主要的关系意象可能是:如果她将脾气或愤怒表达出来的话,她将会被视为"坏的"而遭到拒绝。这种关系意象产生于她同父母的关系中。但是她可能有位叔叔很欣赏她的精力充沛和毫无保留的愤怒。这种不一致的关系意象("当我发怒时,叔叔似乎却表示很欣赏并且支持我")可以成为一个基础,以与其经验中的那些反对不公正或忍受矛盾的方面重新建立联系。随着来访者开始检查这些不一致的意象,他们就会积累更多的经验,并在当前的关系中得到更充分的表现。在一个人发生了这些变化时,区分哪种关系是"安全的"、是这些经验所欢迎的,而哪些有可能加强旧有的限制性意象,这点总是很重要。因为人总是倾向于被熟悉的事物所吸引,我们可能经常发现自己会与那些肯定我们旧有的、固定的关系意象的人建立关系。重要的是,治疗师不是盲目乐观的人,他不会引导来访者相信所有关系都会欢迎并支持这些新的模式。治疗师通常不得不帮助来访者形成一些策略,即关于如何安全有效地把新的关系期望带入这个世界中。虽然 [50]

55

在开始一段新关系时很容易去改变这些意象,但是通常必须把改变引入现有的关系中,实际上现有关系中的他人可能会抵制这种改变。治疗师要帮助来访者逐步地发生这些改变。

在这种治疗关系中,来访者有机会重新考察、怀疑并重塑关系意象。由此,那些已经形成了关系意象——"当我需要某种东西时,我的脆弱会让我受到身体上的虐待"的成人,在治疗中可能开始习得一种竞争性的关系意象:"当我需要某种东西时,我的需要会受到尊重,很有可能我可以找到一种方式,安全地得到满足。"在治疗中,消极关系意象的病态确定性可能会遭遇到质疑并产生不同的结果。来访者会对关系越来越抱有希望。在这些情况下,来访者开始逐渐、谨慎地放弃分离策略,这反过来产生了一种逐渐增加的可能性,虽然这种可能性通常会伴有一种脆弱感。在这段时间里,治疗师真实存在和敏锐回应的能力尤其可以让人放心。随着来访者小心翼翼地取得更多的联系,在尊重她的这种谨慎转变的背景下,她的信任也增加了。

治疗师的回应与真实性

治疗师在认知和情感上的回应是相互共情的核心,为来访者提供了一种可靠的、开放性的在场,对减少旧有模式和恐惧产生了重要作用。随着来访者的改变,治疗师也将发生改变。吉恩·贝克·米勒(2002)提出:"如果在任何关系中都会发生成长的话,那么有关双方——或所有人都必须做出转变"(p.4)。关系文化理论认为,所有的改变必须是相互的,并包含了一个不断扩大的相互关系的圈。不仅来访者必须接近脆弱性,治疗师也必须敞开心扉接受影响和改变,即使很容易受到伤害。同时,治疗师也必须像来访者一样感到安全。治疗师的"工作"就是为了来访者和关系而待在那里,以帮助改变。这绝不仅仅是一种日常生活中的反应性和自发性的关系。治疗师承担了一种角色、责任,有一套道德标准,并担负着帮助来访者驾驭其脆弱性和希望的重要任务。治疗师还必须一直实施临床诊断。 [51]

许多治疗师错误地认为,力量和安全来源于治疗师具有权威性,从而展现自己是"高高在上"的、有控制力的、有力量的且完美的。关系文化理论则主张,力量是在建立良好关系的过程中产生的,而且看似有些矛盾的是,关系中的脆弱性对于体验力量和勇气也是必要的。勇气不是在孤立中形成的,相反,它是在关系中通过他人的鼓励,通过牢固地锚定于关系中,而逐渐形成的(Jordan,1990)。

治疗师要创造出一个包含其真实性与在场的关系背景。这种治疗的真实性为来访者提供了重要的关系信息(例如,"我能开始看到我对他人产生的影响"、"我感到不再失控,我感觉我很重要")。关系文化理论并不担心情感上的回应会使治疗过程脱离轨道,相反,它认为这种回应对医治关系分离的模式和消极的关系意象来说必不可少。回应不是要求治疗师分享自己全部的生活经历,或者治疗过程中所有自发的情感反应。相反,审慎、明智地使用情感上的透明能使来访者开始理解自己对治疗师的影响,并因此理解自己对他人的影响。

传统分析起源的心理动力治疗强调使用移情的重要性

(Freud,1957；Gill,1983；Racker,1953)。虽然今天很少有治疗师
会赞成发展移情神经症或坚持古典的"白板"取向,但是在许多治
疗模式中还保留了这些根深蒂固的偏见。由于这些偏见,治疗师
的情感回应被认为是具有潜在破坏性的。虽然一个完全自发的、
反应性的治疗师的确会危及来访者的安全和治疗,但是,一位回
应性的治疗师,把来访者的幸福和成长放在工作的中心(并坚持
伦理标准),为那些与孤立和消极的关系期待进行抗争的人们提
供了有用的信息。治疗室里的这些回应无不体现出临床的诊断。
艾琳·斯蒂弗(Irene Stiver)曾说过,发现"一件真实的事情"可以
说很有帮助。这不是指存在一个有待说出的事实或者不可思议
的事情,而意指要引导治疗师停留在治疗真实性的领域中。必须
要认识到来访者和治疗师承担了不同的角色,在脆弱与力量中处
于不同的位置。治疗师的任务是帮助来访者保护关系以及双方
在这种关系中的安全性。治疗中的相互性并不意味着力量的均
衡和角色的同一。

[52]

　　有时,治疗师不应该过分关注她或他的回应。例如,作为对
来访者正在诉说的痛苦的回应,眼泪能提供重要的反馈,但是有
时这些眼泪会引起不安或恐惧,而且是无用的。在判断怎样以及
何时使用共情性的透明时,治疗师要总是思考这些问题:这样有
利于成长吗? 这会帮助康复吗? 在评估何时以及如何共享其真
实性时,治疗师要使用我们称之为的预期共情。这涉及根据已获
得的对来访者情感的了解,预先考虑到对方的反应。治疗师通过
倾听和观察,对不同的事情会如何影响来访者形成了一种情感性
感受。除了"感受"之外,即治疗师此刻知道来访者将会如何反
应,来访者反应的历史也会告知治疗师该如何回应。治疗中的真

实性依赖于周全地运用预期共情。治疗师用自己的回应帮助来访者体验到自己不再孤立、更有影响力。治疗师在做出回应后，要仔细地观察它对来访者的影响，这反过来有助于形成下一次回应。

在预期共情中难免发生错误。治疗师的工作不是一直完美地共情。共情失败可能是很明显让人不愉快的（例如，"你是我治疗过的来访者中唯一一个说我时不时走神的。你认为那对你意味着什么?"），或者更加微妙（例如，治疗师认为："这个来访者并不是真生我的气，而是对她母亲的愤怒的一种投射"）。这未必是二择一的。可能是来访者真的对治疗师很生气，而且治疗师做了什么事情激起了这一愤怒。也可能是在过去的人际关系中，存在着某种类似愤怒的重要根源。当治疗师坦然接受两种可能性时，来访者通常就会感到不那么被品头论足或羞辱。重要的一点是，治疗师在面对自己共情失败时如何做出反应。治疗师要鼓励来访者注意这些失败并表达出对它们的痛心和愤怒吗？她是否会 [53] 进入一种防御性和自我保护的模式中？另一种截然不同的治疗师可能认为："我真的没有遗漏那一点，只是她听不出来。她是在进行阻抗。"这种态度会使来访者感到被轻视，实际上可能导致治疗毫无进展。当治疗师攀附于理论和确定性时，他通常会在情感上遗弃来访者，而不是共情性地对这个特定的来访者、他或她的特定历史以及特定时刻做出回应。

案 例 片 段

治疗师的回应

芭芭拉是一位 24 岁受过良好教育的白人女性。她在接受我的治疗之前,曾看过 6 位治疗师。每次治疗都有一个不愉快的结局,在芭芭拉感到被忽视、未被倾听和愤怒的僵局之后,她就将之结束了。除了两次治疗例外,所有治疗都是由她来终结的。而在那两次治疗中,他的治疗师"放弃了"并认为她无药可救。在不同时期,芭芭拉曾被诊断为精神分裂症、边缘型和双相障碍。她过着非常孤独的生活。我开始对她进行治疗时,她正因自杀未遂而住院。

芭芭拉带着一丝希望(她听说我比其他一些治疗师少了些"死板")来见我,但是她没抱太大期望。开始时,她认为我不比她见过的其他临床医生好多少。开始几周的治疗主要是长时间的沉默,偶尔谈论她之前的治疗师以及对恐惧的一些真实表达,这不会比她曾做出的其他尝试更有帮助。我没有强迫她抛弃恐惧,并承认这将是一条艰难的道路,我还告诉她,虽然我不能保证我会比其他治疗师更了解她,但我保证会去尝试。不过我还是认为她没有真正的动机来相信我。

有一天,她来面谈时衬衫上粘着鲜血,因为最近她划伤了胳膊。她想知道,我是否会对她"发火"。我说我很难理解她的自伤。她以一种挑衅式的方式想知道,我是否担心当我的同事看到有人胳膊上淌着血走进我的办公室时会怎么想。我迟疑了一下,承认了我脑子里曾有过这种想法,但是我也看到她处于真正的痛

[54]

60

苦中,需要能够与我交流这些。她一开始看起来很得意(在我承认了关心自己的"名声"时),但是随后又真正缓解了痛苦(可能我说出了一件她所知道的关于我自己的事实)。然后,我们进行了一次真正的合作性谈话,关于她怎样才能真正让我了解她的痛苦以及是否她可以相信我的回应。

这件事过后不久,芭芭拉开始谈论童年时代她曾遭受一个叔叔的性虐待,以及当她试图告诉别人时,没有人相信她,尤其是她的母亲。在所有此前的治疗中,她从未披露过这件事。在披露这件事之后,她变得非常激动,然后再一次陷入沉默。我准许了她的疏离。当她再一次开口说话时,说的全是批评我的话:"你不足够强大。你太冷淡了。当我需要你的时候,你很没用。你软弱无力。你不是真正关心我。你是我见过的最糟糕的治疗师。"有时我有反应,有时我又处于防御状态。有一次我生气了,我告诉她我感到多沮丧,我那么努力地为了她,但是没有一件事情我做得足够好。然后我为责怪她而道歉。我在家里有时还很担心她,我也把这些告诉了她。然后我又对此事感到后悔。

尽管我在实施自己倡导的治疗(回应性、无防御性地与她的联系和分离共处)中遇到了困难,慢慢地我们却找到一条通向她的痛苦、孤立和恐惧的道路。而在很大程度上正是围绕着失败,并且看似矛盾的是,当越来越接近继而要进入的愤怒的孤立时,我们开始有了进展和转变。在经过了两年极不稳定的治疗之后,事情开始平静下来。主导性的关系意象,即告诉她任何增加的脆弱都会导致她受人虐待和侵犯,开始发生转变。她能够考虑这种可能性,即如果她表达出自己"真实的"感受,她就会得到共情回应和关心。她的反应开始转变,以至于当不可避免地发生共情失 [55]

61

败时,她会感到生气或失望,而不是警觉、恐惧和暴怒。

芭芭拉的生活也发生了变化。在一个边缘化、低收入的职位上工作了数年后,她踏上了一个高级岗位,而且她发现女性能够吸引她,并开始与一位善良又有同情心的女性约会。在治疗中她开始表现出幽默,我们两人都对我们曾经历过的窘境付之一笑。对于她学会的保护自己的安全和用以帮助我们维持关系的方式,我展现出了令人难以置信的尊重。我的真诚对她来说很重要。她对不真诚和"敷衍塞责"有着敏锐的洞察力,而且她觉得"在很多治疗中"都存在这些。最后,我"理解"她需要对我的共情失误保持警觉;我的每个过失都会让她感到不安全,就好像她太脆弱了,将要被我进一步伤害。我们一起寻找方法来获得安全,以使我们都不会感到受伤害。在治疗的最后,当我们一起反思此次治疗曾是怎样时,她对我愿意向她示弱做了评论。她觉得这起到了很重要的作用,它使我对她而言危险性降低了。当我承认自身的局限性而不是对她"设定局限"时,她觉得受到了尊重。她惊讶地说:"当你把自己展示得最容易犯错、最脆弱时,我却最信任你,这难道没有讽刺意味吗?你并不总是能正确了解……而且总是片刻之后才能完全明白,但是你几乎总是会回想起来,你努力尝试,很明显不够完美。那让我觉得你对我来说很安全。"

虽然我们每一个人所体验到的脆弱性是通过我们所承担的角色(治疗师和来访者)来获知的,但最终还需要对变化和彼此的脆弱性有一个共同的接受。这在治疗进程中起着关键作用。对于那些受训于独立自我范式的治疗师来说,治疗中的相互性概念可能会唤起"边界侵犯"的意象。在独立自我范式中会下意识地使用诸如"边界问题"之类的术语,与此相反,关系文化理论治疗明确关注着来访者的安全,特别描绘和注意那些掩盖在边界概念之下的问题。因此,关系文化理论注重以下几个方面:(1)通过建立良好的联系而不是对他人施加权力的方式来保证安全;(2)建立起清晰度,特别是关于经验的归属者要清晰;(3)在人际情境中能够说"不",以维持来访者和治疗师各自的轻松感和安全感。这涉及关系文化理论治疗中的"说出自己的局限性"而不是去"设定局限"。设定局限通常出现在权力不平等的关系中,而且会伴随着对被限定的行为和需要的某种贬低和评判,而说出个人的局限性则传达了在任何关系中都很重要的信息。

[56]

安全、清晰和关系规则的问题是大多数"边界"概念的核心,但却没有阐明边界这个概念会有助于维护治疗师的独立并支持"控制"动力。与之相反,通过培养安全的联系来促进成长是关系文化理论治疗关注的中心问题。关系文化理论的实践者有一种很强烈的义务感,要保护来访者不被那些只为一己之需的治疗师所利用。而且,关系中协商的安全、清晰和局限提供了重要的关系信息。注意这些因素有助于来访者了解如何注意关系的动态。因此,在关系文化理论治疗中对边界问题展开工作时受这样一种需要所驱使,即需要学习和变得更有关系能力,而不是出于对来访者强加限制或控制的需要。治疗师和来访者都在这些互动中进行学习。

通常,当治疗师觉得自己必须作为专家并能确定和掌控时,尤其是在面对一种无助或不确定感时,就会把自己置于一个远离来访者、贴标签并试图控制的位置上。关系文化理论治疗认为,治疗事实上是以流动的专长(fluid expertise)和相互性为特征的。

流动的专长承认双方在治疗关系中都有专长,他们使用这些专长推动治疗向前发展。虽然一些人担心这一关系中的相互性会使得关系变得不安全,但关系文化理论治疗指出,通过建立一种尊重的、有治疗功能的联系,在这种联系中双方都会受到影响,对于来访者来说,我们实际上是让关系变得更加安全而不是更危险。

　　相互性依赖于分享脆弱性和接受改变,但是它并不意味着角色的同一和暴露的对等。当治疗师感觉到来访者提问的有关信息涉及"隐私"时,他可以选择不回答这一特定问题。需要指出的是,这个问题可能很自然,但是治疗师对这种暴露感到不舒服。冲突可能会随之而来,但如果治疗师加以悦纳的话,就会促进自身真正的成长。有时,来访者觉得他们需要调整治疗的参数,其方式可能让治疗师感到不舒服。在这种情形下,治疗师的责任就是深切关注来访者要求的背后隐藏着什么。

[57]

　　　苏珊第一次前来会谈时带了一台录音机,而且宣布她需要把会谈内容记录下来。这让我很吃惊,我发现我在问自己这些磁带将会被用作什么。她好打官司吗?她将会用它们帮助回忆我们谈话的内容吗?某一天这些磁带会落入一位同行手里吗,而他又会批判性地评论我的干预吗?我立即提议我们必须确定双方都对这一安排感到舒适。她很快反驳说她自己很舒适,但也许我感到不舒适。我努力不让自己变得有防御性或把她的要求归于病态。我承认事实上这让我有些担忧。我说我不确定这对我意味着什么,并且如果在我们开始这一特殊行动之前,能更多地讨论一下,我就会理解它。她不情愿地同意了。我很快就意识到我对可能的暴露感到不安。但是我也意识到苏珊的意识非常分裂,有时她几乎想不起我们会谈的任何内容,所以听听磁带或许对她有所帮助。几次会谈之后,我同意录音是有意义的,并且随着我对她了解的加深,我对这样的安排变得愈发满意。事实证明,这对她很有帮助。传统取向可能会将话题转向担心苏珊是如何试图"操纵"治疗师或者不适当地改变边界。但在我看来,对我最大的不利只是,当她过来时她能清晰地回忆起先前的会谈,而有时我却不得不尽力地跟上她。但是,这是值得的。

● 承认社会背景的力量 ●

关系文化理论的实践者相信来访者经验的有效性,其中包括指出导致心理痛苦的背景因素的力量。关系文化理论治疗特别注意特权、种族主义、性别歧视、阶级歧视和异性恋主义的影响。这包括承认背景对我们产生影响的所有方式。广泛的文化对治疗师和来访者的影响是引人注目的:我们都携带着文化力量的创伤或特权。治疗师通常把根植于社会文化痛苦中的创伤和难题予以个人化。由此,那些与种族主义影响相抗争的人可能会被当做偏执狂或者不信赖他人的人。在一个没有充分考虑到由系统性的边缘化和压迫所导致的痛苦的系统中,责备受害人的倾向严重。如果我们一直只是在个人水平上进行理解的话,那么我们无形中就会成为文化中现存的分离和压迫势力的帮凶。我们就会

[58]

遗弃来访者与同样需要得到医治的社会。

　　通过重视和努力获得相互关系,并用关系心理学取代创造主流标准体系的心理学,关系文化理论成为一种社会公正力量。克里斯蒂娜·罗布(2007)指出,关系文化理论"无非是发现了与关系有关的政治和心理影响力:政治上使用的分裂和分离加大权力的不对等性并加以保持,个人关系和文化联系的影响力在于平衡权力和促进成长"(p. xvii)。罗布进一步指出:"它改变的是观察和聆听关系的一切方式,而不是自我"(p. xviii)。关系文化理论治疗师意识到他们的工作既是个人的也是政治的,关系文化理论继续改变着西方心理学的主流范式。在治疗中,当一种关系转变了限制我们充实生活能力的控制性关系意象时,变化就发生了。

案 例 片 段

控制性意象以及个人改变

　　布伦达是一个聪明的非裔美国律师,她每周都会过来治疗一会儿,这已经持续了一年多时间。她在一个白人占主导的律师事务所里工作,这种环境微妙地又明显地使她产生了"问题"。她在南方长大,所上的大部分是实施种族隔离政策的学校。布伦达以前接受过心理治疗,而且发现它很有帮助。在我们第一次面谈中,布伦达说她想把精力放到努力工作上。但被要求数小时苛刻的工作和种族偏见的存在(其他人并没有注意到,而她却在默默忍受)使她陷入困境。由于有这些担忧,在我们第一次面谈开始时,她就想知道找一个白人治疗师是否有意义。我们谈论了我在

[59]

理解她的一些经验方面的局限性,以及这可能会导致无法很好地为她服务。我提议我可以把她推荐给我的一位非裔美国同行,在我看来他是一位杰出的医生。她说她会考虑这个建议。我与自己的感受进行着抗争。我很喜欢她,如果她选择中止治疗,我会感到很遗憾,但是我也必须承认自身不可避免地存在着种族偏见,可能我关于种族的自我意识会阻碍我对她实施帮助。而真正的问题是,我尽力地认同和同情她的许多被边缘化的体验,却不能真正深刻"理解"一个生活在种族偏见、白人至上的社会中的黑人的状况。

当布伦达第一次告诉我一个情景,即在一项重要的委任中,她被忽视了。我努力地跟随她对种族偏见的理解,而不进入一种个人化的理解中。个人化的理解会让她感到孤独和被剥夺了权力,就像在工作中她被遗忘那样。我受到训练去"获求"这种个人化的理解,但是我必须警惕那些起作用的而且她显然正在经历的背景、文化、种族和权力问题。对于某些方面,我跟她的主管一样一无所知。我间接提到我的一个同事从事的一些工作,是有关包含在种族偏见中的"微侵犯"的——用无休止的、微弱的、通常以否认的方式来攻击那些边缘化的人的经验和人格。布伦达安静地聆听,然后谈论了她对于那些白人(对自己的态度不负责任)的愤怒,他们跑去支持其他白人,从而使她陷入孤立,让她成为一个失败者或恼羞成怒的黑人妇女。我认为我就是这个不敏感群体中的一员,但是我没有说出来。我要尊重她对我的信任和怀疑。她知道,在某些方面我是多么受限而不能真正共情性地理解她,但是当她与我分享她的痛苦时,她也能看到我的痛苦,这为我们之间建立了一座希望的桥梁。

在治疗过程中会存在着个人和文化的误解。我们要与源自白人特权以及边缘化(和压迫)两方面的控制性意象做斗争。当我听说布伦达在工作场合有勇气抗争去寻求发言权时,我不得不认识并克服我所内化的关于白人中产阶级是好的,不制造麻烦的关系意象(尽管我在理智上信奉"对权力说真话"的观点)。她不得不同她内化的意象做抗争,这种意象警告她自己不要"太喧闹"。有一次,我推测地提出,我能理解她在无止境地同种族偏见做斗争时的痛苦。她严厉地看着我说:"我严重怀疑任何有特权的白人女性能够理解那种痛苦。"她是对的,并且我也让她知道她是对的。我向她道歉。有时,我太过于努力证明我和其他有特权的"白人"有所不同,而事实上此时在我的心灵深处还掩藏着种族偏见,就如同在这种文化中成长的任何人一样。我不得不带着比过去更多的觉察去追踪我的这种白人特权的影响。

当我们度过了这段关系破裂的时期,区分了个人和政治的影响,我们便在关系中建立起良好的安全感。我们一起谈论了控制性意象的压迫性影响,以及布伦达在这个充满消极期待的海洋里为维持积极的自我感所做的努力。在描述工作中的不平等时她不再迟疑不决,而且开始越来越有效地指出她的同事以何种方式忽视和根据刻板印象看待她。她开始成为办公室中其他有色人种的榜样;她建立了同盟,并鼓舞了一些年轻的有色人种。

在治疗结束时,布伦达指出她感觉比以前更有力量了。她继续从事着对自己和他人都富有意义的项目,而且对于她在工作中的贡献也得到了别人更多的赏识。她承认在我们的工作中存在有局限的地方,这部分是有关种族问题的,她说她对此感到伤心。我也有这样的感受,并与她分享了我的悲伤。我补充说,尽管有时我们的情感急速分离,但我们都坚持下来了,对此我很高兴,我将怀念我们的会面。

　　尽管关系文化理论治疗鼓励跨越不同文化和种族开展治疗,但它也认识到这对于有某种文化中的治疗师和来访者是具有挑战性的,这种文化即是对被压迫的群体造成很大创伤的文化。那些历史会跟随双方一起进入治疗环境中。在跨越差异性时相互共情是非常困难的。当大的文化中那些差异是分层的,并成为评判和主导的空间时,通过靠拢来消灭这种距离就会使人感到不可靠。不经意伤害的可能性总是存在,真正地去倾听、毫无经验地去理解,这一挑战令人生畏。但是对差异本身做出相互共情则为重大的成长提供了契机,并加强了所有参与者的关系复原力。 [61]

● 建立关系复原力 ●

　　关系文化理论治疗师经常对治疗关系本身的关系复原力展开工作。成长不是单向的过程,这一观点是关系模式的一个核心方面,它与个人恢复力形成了对照。当我们考虑构建恢复力的内在特质时——即"建立一个自我"或者获得由外向内的"供给"——我们就被独立的神话所禁锢。文化中对于高度个人主义和自我重要性的强调支持了这一神话。因此,大多数的模式都忽视了一种非常真实的力量,即我们具有促进他人幸福的需要,并通过这一方式感受有用性。关系复原力充分考虑到了对人施加压力的背景。它也充分赞同想要促成关系的愿望和求助于关系获得支持的需要。复原力不是人们所带有的一种内在特质。参与他人的成长对一个人的幸福至关重要。我们是一种寻求相互性的存在物,并从成为一个更大事物的一部分和效力于这一更大事物中获得意义。

具有讽刺意味的是,那些通常被称为"自助"的项目或群体往往也包含了很大程度的相互帮助。匿名戒酒互助协会(Alcoholics Anonymous,AA)就是此类项目的一个很好例证。从外部看,人们通常把它描绘成是关于"设法得到帮助"或自我帮助的群体——即"自助"群体。然而,匿名戒酒互助协会和其他十二步项目却提供了机会去促进他人的幸福,并由此围绕着一个人有所贡献且获得了重要支持的感受,重建了尊严感。这些都是具有明显相互性特点的项目。很多有关团体支持力量的研究都忽视了这些关怀团体中的相互性。例如,斯柏格(Spiegel)对癌症病人的研究发现,相比没有参加小团体的病人来说,那些参加小团体的病人体验到更少的焦虑、抑郁和痛苦;参加小团体的病人的生存时间是没有参加者的两倍之多。显然,这种关系非常重要。对这些

[62] 结果的解释强调了这些病人从他人那里*获得*帮助。然而,很有可能,*提供*支持、感到自己"有用"、感到自己"重要",这些也增强了他们的幸福感(Spegel,1991)。

在关系模式中,相互卷入是恢复力的特征。关系复原力取决于旧有的独立模式开始扎根时通向他人的能力的发展。感觉到在他人眼中自己是有价值的,自己可以提供某种东西,这一点与接受他人的支持有着同样的治疗效果。人们倾向于对特定治疗中哪些是有帮助的东西做出曲解(例如,"获得支持"),这为我们

理解什么才真正具有医治性制造了盲点——真正具有医治性的东西是参与到相互共情的联系中。

短期治疗
关系文化理论治疗的应用

关系文化理论治疗的应用

已报告的关系文化理论治疗主要是用于长期治疗中,在这种条件下能对治疗关系展开深入的工作。虽然关系文化理论治疗不是为短期治疗背景而开发的,但实际上它已被很多临床工作者用到了短期集中的治疗中。有篇《消费者报告》("精神卫生",1995)指出,对各种理论来说疗程越长,进步会越显著,但是在当今世界中,越来越多的人由于财力/保险所限,强烈要求或被迫进行有限次数的会谈。短期治疗因强调界定目标和促进行为转变而被人所知。虽然短期治疗模式通常强调治疗师与来访者之间的合作关系,但是它们从一开始就关注于"独立"和起止点。有些短期治疗实际上要增加对抗和焦虑经验来促进改变(Davanloo,1980;Sineos,1979)。关系文化理论治疗倡导一种与众不同的短期治疗模式。

短期关系文化理论治疗强调形成关系意识,了解来访者的关系模式和意象,鼓励对诸如家庭和朋友之类的现有的关系资源做出理解。此外,来访者还会得到方法去建立新的关系。治疗师传达了这样的信息,即我们并不是非要以独行狭的风格一个人去行动。关系的永恒的重要性被加以强调和规范化。治疗师向来访者介绍了联系的神经生物学原理,并告知他们人类是以怎样的方式进行联系的。个人参与到社会中帮助他人并且接受他人的帮助,这种个体在团体中的幸福感得到了强调。这些信息有助于解构文化中自立、自主和不要展现脆弱性的诫令。在一种合作的背景下,治疗师尊重来访者的力量和脆弱性、联系的能力和分离的需要。重要的是,治疗师不强调"终点",而是把治疗设计成有可能间断的:一个人可以完成一部分治疗后,并决定一段时间内不需要面谈,如果有新的问题出现或者想要检查再回来治疗。这种回来治疗并不被视为虚弱或失败的标志,而被看做希望出现成功治疗的好结果的标志。心理健康并不等同于自主。

[63]

　　有时限的关系模式治疗强调联系而不是独立。通常会有几次紧密间隔的面谈,用于建立联系感;接下来会增加面谈间隔的时间会有所增加。关系文化理论治疗不提倡把终点作为最终和永恒的结束,在进行短期治疗时,保持这种未来的联系感尤其重要。聚焦于可能引起痛苦的两三个核心关系模式,这通常会使这些模式僵化和弥漫的状态发生改变。以短期为基础的关系文化理论治疗被有效应用于高校咨询服务机构中,在那里对短期治疗有很大的服务需求(Comstock,2005;Jordan,Handel,Albarez,& Cook-Noble,2000;Kopala& Keitel,2003)。

应用关系文化理论治疗的障碍或困难

关系文化理论治疗的应用正得到扩展。它越来越多地应用于对夫妻、家庭、团体、组织和学校的治疗中。关系文化理论治疗已成功应用于广泛的来访者和病人，包括那些曾被诊断为精神分裂症、双相障碍和其他慢性精神疾病的患者以及女犯人中（Coll& Duff，1995）。关系文化理论还大量地用于治疗有饮食障碍（Tantillo& Sanftner，2003）、创伤后应激综合征（Banks，2000）的来访者和住院病人（例如，查士睿华妇女计划、麦克莱恩医院的妇女治疗计划）。虽然关系文化理论治疗最初为治疗女性而产生，但是它已经越来越多地被应用到对男性和儿童的治疗中（Jordan& Dooley，2000）。虽然收集到的关于关系文化理论治疗结果的实证资料很少，但是这种模式似乎适用于各种来访者。然而，对于那些有反社会行为模式的人来说，关系文化理论很难奏效。这些个体身上带有对个人真实性和脆弱性的回避，这是非常顽固和难以改变的。

[64]

尽管关系文化理论治疗的贡献得到了越来越多的承认，但是强调治疗师"中立性"的主流治疗文化却使那些来自于所有不同取向的治疗师很难理解治疗师回应的重要性。关系文化理论治疗认为，保持中立或客观实际上是不可能做到的，并认为就其鼓励治疗师举止含糊这一方面来说，可能会造成分离而不是联系。

73

许多治疗取向认为，一种权威性的取向是最好的，而关系文化理论治疗建议赏识流动的专长，借此将来访者和治疗师都视为拥有重要的智慧和知识。但是，即使当一种像关系文化理论这样的理论提出权威性的中立并不总是有效而且实际上可能对治疗任务造成破坏时，治疗师还是必须尽力防止偏离较传统和普遍的模式。无论何时，当一个模式偏离了主流的治疗实践时，那些使用它的人就会感觉容易受到传统实践者的批评和攻击。对于这些先行者来说，寻求那些试图质疑这一现状的其他人的支持是非常重要的。当然，在介绍临床实践中的改变时，考虑周全和做到深思熟虑也很重要。

由于关系文化理论治疗是由理论和哲学而非技术所引导的，因此，它会对初学者和传授它的人提出了特殊的挑战。仔细地督导，用大量的时间讨论一个人如何以相互共情和真实性为工具展开工作是特别必要的。我们要注意到尊重的重要性并深思熟虑地使用情感回应。要号召督导帮助学习者了解"和盘托出"（"杏仁核真实性"）与发现会促进治疗进展的、可以分享的"真实事件"之间的区别。在学会这些区别的过程中没有捷径。那些曾受训于传统模式的治疗师必须学会使用相互性展开工作，而且不要将其与互惠互利与缺乏角色区分相混淆。更进一步说，治疗师必须培养出对不确定性的适应和一种不断学习的态度。

约翰·济慈（John Keats）曾写过关于"安于不确定性、神秘和质疑，而不要急躁地探求事实或原因"（1818/1987）的重要性。我们生活在一种迫切要求确定性的文化里，这种文化把能力等同于掌控。在这种背景下，治疗师必须通过不确定性和质疑把精力投入到保持与来访者的联系中。有时，我们对正在发生的事情没有

[65]

清晰的认识；有时，我们会非常迷茫。在这种时候我们要继续履行对关系的承诺，而且我们甚至可以加入到来访者当下的无助感中。但是通过在场和联系，我们改变了那种不确定的体验。有时，我们必须承认处于一个如此重视知晓和确定的文化中，保持一个未知的境地有多么的艰难。

评　　价

[67]　　　对于美国和世界各地许多有兴趣在工作中使用关系文化理论(RCT)的研究者们而言,关系文化理论治疗研究网络已成为一种资源。在过去的十年里,吉恩·贝克·米勒培训机构每年春天都会举行一次关系文化理论研究论坛。关系文化理论已经被应用于无数的论文项目中,并且在同行的评论期刊中也被表述过。受关系文化理论影响的许多研究关注并证实了这种理论体系的有效性;来自其他相关领域的研究也支持了这一理论的有效性。有几项研究尤其证实了关系文化理论治疗的效果。

对关系文化理论治疗结果的研究

对关系文化理论治疗结果的研究主要集中在特定干预方面。一项针对关系文化理论的疗效研究是由安·奥克利(Oakley,Ann)和谢瑞利·爱迪生(Addison,Shirley)进行的,他们是多伦多地区为女性开设的短程治疗中心研究团体中的两名成员。他们实施了一项为期两年的治疗结果研究,该研究由安大略卫生部下属的安大略妇女卫生委员会拨款资助。在过去的 16 年里,这个以小社区为基地的服务团队,开发并实施了一种应用关系文化理论的短期治疗模式。这项研究显示,在所有对治疗结果的衡量指标上,来访者都取得了很大好转,并且在关系文化理论治疗完成之后的 6 个月里这一效果得到了维持(Oakley& Addison,2005)。

[68]

在一项针对患有进食障碍妇女的研究中,塔尼罗(Tanillo,M.)和桑福特内尔(Sanftner,J.)(2003)研究了短期关系团体治疗(短期认知-行为团体治疗作为对照组)的有效性,与此同时,他们还调查了觉知到的关系相互性与贪食症的严重程度及抑郁症状之间的关系。他们发现关系文化短期治疗主要关注于关系因素而非进食行为,这对治疗贪食症状和抑郁非常有效。关系文化理论治疗进食障碍的领域中的研究表明进食障碍是一种分离疾病,它是由女性与自身和他人的分离所引发和维系的,带有一定的生物心理社会风险因素。在关系中缺乏可觉知到的相互性被认为对诸如进食障碍之类的女性心理健康问题的成因和维持产生了重要影响。要想康复就需要参与者感受到,他在与重要他人的关系中可觉知到的相互性有所增加,从而减少分离并缓解症状。

桑福特内尔和塔尼罗(2004)编制了一份联系—分离量表,用来评估在社区和临床样本中的进食障碍妇女觉知到的相互性。他们还实施了一个干预/研究项目,在这个项目中,他们既关注治疗进食障碍的关系/动机团体中觉知到的相互性,又关注参与者的改变动机。他们发现,强调与母亲关系中相互性的改善,可能是使病人动机发生改变的重要因素(Sanftner& Tantillo,2001)。

关于关系文化理论模型的研究

相　互　性

尽管相互性(mutuality)是一个重要的关系维度,却很少有研究者对促成相互性的特定因素进行过考察。相互性涉及"容易受到影响、情绪的有效性、对他人观点不断变化的反应和影响模式"(Jordan,1986,p. 1)。吉罗尼(Genero, N.)、米勒、萨里和鲍德温(Baldwin,L.)(1992)编制了相互性心理发展问卷(MPDQ),这份由 22 个项目组成的自陈量表用以测量高校/社区妇女样本觉知到的与伙伴、朋友之间的相互性。MPDQ 被设计成一份能同时考虑到答卷者和"目标人物"的双重问卷;它由答卷者来填写,内容包括了答卷者对关系双方的感知。该量表已被广泛应用于对进食障碍者的治疗

[69]

工作中,它业已证实相互性与积极的治疗结果之间存在相关(Sanftner& Tantillo,2001;Sanftner et al.,2006;Sanftner et al.,Tantillo,Sanftner,& Seidlitz,2004)。在一项治疗师自我表露的临床案例研究中,塔尼罗(2004)发现在治疗中运用关系文化理论的相互性概念能有效治疗来访者,促进共情,培养一种普遍感,增强病人经验的正常化,并使其具有灵活性,容易发生变化和不同。

关系健康指标

基于对成长－抚育关系的关系文化理论定义,莱因与同事(Liang et al.,1998;Liang,Tracy,Taylor,& Williams,2002)发展了一系列关系健康指标(RHI),用来评估与同龄伙伴、指导教师及社区成员之间的成长－抚育关系。这项由 37 个条目组成的测量主要评定成长－抚育关系的三个概念维度:承诺、真实性、授权/热情。RHI 的组成要素通常展现出了较好的总体内部一致性。这一量表为理解二人或团体关系中,尤其是女性之间的复杂动力性之重要且微妙的特征提供了一种方法。正如 RHI 测量到那样,女大学生的关系的健康通常与其心理健康和调适能力相关。成长－抚育的社会关系可能与压力及抑郁的减轻相关联,这表明,不仅是两人关系,而且在更大社团中的归属感也能给人提供积极的心理健康帮助(Liang et al.,2002)。莱因、特蕾西(Tracy,A.)、格伦(Glenn,C.)、伯恩斯(Burns,S.)和汀(Ting,D.)(2007)通过考察测量要素的结构普适性及其在男性中的聚合效度,进一步探索了 RHI 对男性的效用。他们发现,该指标对男性和女性都具有很高的效度。近期,莱因及其同事又编制了一份适用于儿童的量表。这种 RHI 已经被修订和用来评估儿童与父母之间可觉知到

[70]

的相互性(Tantillo& Sanftner,2003)。

辅　导

对辅导问题的研究也使用了关系文化理论的理念。在一项运用关系方法来辅导女大学生的研究中,莱因、特蕾西、卡夫、泰勒和威廉斯(2006)发现,在辅导关系(例如,共情、承诺、真实性及授权)中呈现的关系质量会极大地影响对年轻女性的生活进行辅导的成功性。他们发现,高质量的辅导关系与较高的自尊及较少的孤独感相联系。斯宾塞(Spencer, 2006;Spencer, Jordan, &Sazama,2004)发现,青少年在与成人的关系中非常看重尊重、相互性和真实性。一项关于年轻男子与成年男性指导者之间关系的研究也指出,这种关系的一个重要方面就是为展现脆弱找一个安全的港湾或获得情感支持(Spencer,2007)。另一项研究表明,辅导项目需要找到一种方法,以促进年轻男子与其成年男性指导者之间的真实交流(Spencer,2006)。共情也被发现是较成功的辅导关系的一个基本方面。

羞辱研究

羞辱是一种破坏性的分离形式——即一种彻底的关系损害,最近已引起全世界越来越多学者和研究者的关注。琳达·哈特林(Linda Hartling,1995;Hartling& Luchetta,1999)将关系文化理论作为理论基础,第一个编制了量表用来评估各种形式的羞辱所造成的影响,这些羞辱包括社会排斥、讥讽、贬低和诽谤等。这一量表中的项目被英国牛津大学的牛津贫困与人类发展中心纳入到一个正在进行的对于贫困的多维度调查中(Sabina Alkire,

personal communication,Dec. ,2007)。该调查的目标之一是得出   [71]
具有国际性对比数据,关于考察经济困难与羞愧及羞辱的强度。
该调查的指导者斯宾娜·艾克指出,在玻利维亚盖洛普民意调查
中也检测出羞辱量表中的项目很好,所以他们把研究推广到其他
9 个国家。

癌 症 患 者

　　凯泽(Kayser,K)及其同事实施的一系列研究已将关系文化
理论应用到癌症妇女身上。在这些研究中,最初把关系应对界定
为:在亲密的关系背景中形成并进一步发展的女性应对能力
(Kayser,Sormanti, & Strainchamps,1999)。他们发现诸如相互
性等关系因素在女性面对癌症的调适中具有重要影响。特别值
得一提的是,相互性与高质量的生活及自我保健能力相关,而与
抑郁呈显著的负相关。对这些妇女两年之后的随访研究同样发
现,相互性与妇女对癌症的调适能力之间有密切关联(Kayser&
Sormanti,2002)。这些研究的一个共同主题是,女性开始重新思
考自我保健与他人照料之间的平衡问题(Kayser& Sormanti,
2002)。因此,在评估和治疗阶段可能需要关注女性对生病期间
如何与朋友及家人保持联系的担忧。

　　关系应对概念被进一步扩展且应用到了面对癌症的夫妻身
上。虽然早前的研究概述了在关系背景中女性的应对,但凯泽最
近的研究(2005)却将注意力放在当面对一个共同的应激源时,夫
妻双方如何共同应对这一问题上——即如何把应对概念化为一
个二元或互动的现象。在一项针对患有乳癌的夫妻研究中,她区
分了两种截然不同的关系应对模式:共同面对与各自回避。在夫

妻所展示出来的应对模式类型中,关系意识、真实性及相互性这些关系品质起到了关键作用 (Kayser, Watson, & Andrade, 2007)。最近,凯泽和斯科特 (Scott, J., 2008) 发表了一份针对妇女患有癌症的夫妻展开工作的治疗方案。这种夫妻治疗方法建立在夫妻优势的基础上,将潜在的痛苦经验转变为一种每个人都能通过与另一个人的联系而成长的经验。现在,凯泽及其同事正关注于关系应对的文化背景,他们对那些正与乳癌抗争的印度和中国夫妻展开了研究。这项研究考察了影响夫妻应对模式的社会文化因素。

养 育

有一项针对新妈妈们的干预项目演示了关系文化理论的另一种应用,这些新妈妈们因为孤独、对照料孩子感到焦虑、缺少支持或资源有限以及产后抑郁症而接受治疗 (Paris, Gembory, Kaufman, & Whitehill, 2007)。该项目由志愿家庭访问者实施,它采取一种特定的关系视角,为志愿者的筛选、培训和监督工作提供了连贯性。关系文化理论特别有助于志愿者对新妈妈们展开工作。相互性与真实性是家庭访问关系的重要特征。一项对志愿者访问的 15 个高危妈妈的定性研究显示,确认、肯定、一致性和情感帮助对这些新妈妈而言非常重要。她们在照顾孩子方面的自信得到了提升,而且还会寻求更多的人际联系。绝大多数新妈妈对自己体验到孤独和分离感到极为惊讶。她们以非常积极的词语来描述与家庭访问者之间的关系。作为干预的结果,大多数新妈妈感到自己更加胜任母亲角色,与他人的联系更多了,更有权力了,以及受到了关照。这项研究明确指出建立在关系模型基础上的志愿者、辅助人员、家庭访问干预的有用性。这也可以为其他社区机构的工作提供样板(Paris& Dubus,2005;Paris et al.,2007)。

● 有关研究 ●

美国心理学会(APA)试图为成年人确定一种实证支持治疗(ESTs)。诺克罗斯(Norcross,J.,2002)指出:"治疗师是改变的核心力量……无论临床经验还是研究结果都强调治疗关系与特定的治疗方法一样导致了结果变量"(p.5)。诺克罗斯强调了认同实证支持的治疗关系(ESRs)而非实证支持的治疗手段(ESTs)的重要性。美国心理学会第 29 分会(心理治疗协会)的一个工作小组承担了这一项目(Norcross,2002)。工作小组成员提出,在治疗中治疗方法和关系变量都有助于治疗结果。 [73]

在针对联系的重要性进行的有关非关系文化理论基础(non-RCT-based)的研究中,雷斯尼克(Resnick,M.)及同事(1997)通过对 12000 名青少年的研究发现,与成人之间强烈的情感联系会降低青少年遭受情感压力、产生自杀想法或行为、参与暴力活动或酗酒吸毒的概率。

谢利·泰勒(Taylor,Shelly)是加州大学落杉矶分校的一位压力研究专家,他指出几乎所有经典的对压力的"战斗或逃离"反应之研究都是在男性身上实施的(Taylor et al.,2000)。当泰勒和同事利用女性样本来重复这些压力研究时,他们发现女性具有一种非常不同的反应,他们将此称为"照料和结盟"反应。在压力之下,女性往往会求助于他人、聚到一起或与人交谈(具体行为因种族不同而不同)。这似乎部分是与女性在压力情景中大脑后叶催产素的释放有关。这种荷尔蒙有时被称为"亲和荷尔蒙",因为它与寻求相似性和减少社会焦虑相关联。这项研究支持了在压力研究中性别分析的必要性,同时也指出尤其对处于压力中的女性而言与他人联系的重要性。

神经系统科学的研究成果

　　大脑由 1000 亿个相互联系的神经元所组成。人在出生时,大脑是身体中最没有分化的器官。对大脑的发育和功能来说,最为有力和重要的影响之一就是关系。尤其是眶额回皮质,作为大脑中负责与抚养者建立早期联系的部位,在生命的最初三年里,要经历许多修正。大脑设定有学习和建立联系的程序,对内建立神经元之间的联系,对外与回应性抚育者建立联系。这些关于脑部发展的新信息推翻了单向影响(从母亲到婴儿)的神话。我们现在知道,母亲的大脑活动直接影响到孩子的大脑活动,反之亦然(Schore,1994)。每个人都在影响他人,也受到他人的影响;在共情交流中,双方都受到他们大脑中的回应性的化学物质的梯级/释放的积极影响。发展的道路是一条互动和回应性的道路。眼神的交流、面部表情以及音调都有助于情感和神经上的共鸣(Goleman,2006)。相互凝视提高了母亲和孩子的单胺神经递质的水

[74]

平。在相互凝视中,抚育者与孩子入神了,他们相互影响、释放更大的能量、目光移开又回来,进入到一支协调的舞蹈中,这支舞蹈塑造着大脑的前额皮质——从一个右脑半球到另一个右脑半球。身体接触、怀抱、相拥刺激了神经递质的释放。而大脑的发育与成型也继续沿着超越抚育者与婴儿之间早期强烈互动的道路前进。

　　艾森贝格尔和利伯曼(2003)指出,社会痛苦、排斥和对排斥的预期都会像身体痛苦一样,在大脑的同一区域前扣带(ACC)上留下印记。在整个中枢神经系统中,ACC拥有高度密集的活性肽接受器;活性肽在社会接触中释放出来,从而减少了身体和社会方面的痛苦。身体和神经系统坚持着这一真理:我们需要关系。社会关系就像空气和水一样不可或缺。我们必须拥有它们才能存活。当我们遭遇关系阻碍时,就会感到痛苦。那些在身体上得到很好的照料却没有给予社会互动的婴儿会死去。过去,社会科学家认为关系之所以重要仅仅是因为抚育者与婴儿的原始驱力的中止有关,例如,母亲的脸与护理和喂食联系在一起(Eisenberger& Lieberman,2003)。关系需要就其本身而言,从未被视为一种原始动力。关系文化理论假设在我们整个一生都需要社会联系,而神经学的研究正支持了这一假设。

　　分离会造成痛苦,社会痛苦是一种真实的痛苦。艾森贝格尔和利伯曼确定,排斥甚至是对社会排斥的预期所造成的社会痛苦,会与身体伤害所造成的痛苦一样,沿着相同的神经通路在大脑的同一区域留下印记。这支持了关系文化理论关于边缘化、拒绝和社会孤立会造成巨大痛苦的观点,不再只是对失去联系甚至是关于失去联系的预期会带来个体痛苦这种观点作暗示性表示。

[75]

在我们的文化中,与身体上的痛苦相比,心理或情感上的痛苦常常被看做是不够真实或强烈的。它们被拒斥为"都是你凭空想象的"。因此,如果我们害怕与所爱的人分开或者因被朋友圈或同龄人拒斥而感到极度痛苦的话,我们通常会被看做"太依赖"了或像懦夫一样太"软弱"了。这种现象也是坚定执著心态的一个部分,它暗示着如果我们能够振作起来、逆来顺受、强忍泪水的话,我们就是"优等"的人。这套准则对男性要求得格外严格。对社会痛苦缺乏理解使得我们极力低估由社会偏见、压迫和恐吓所带来的痛苦。艾森贝格尔和利伯曼认为,"涉及防止身体危险中的疼痛机制也参与到了防止社会分离"(2003,p.4)。我们的大脑不仅设定了避免身体伤害的程序,而且还设定了避免关系伤害和社会孤立的程序。

这项研究对理解那些饱受孤立和拒斥之苦的个体来说具有重要意义。如果没有联系这样一种归属感,我们的幸福就岌岌可危。然而,这项研究还具有深远的社会意义。它告诉我们那些被边缘化、拒斥或孤立的人承受着真实的痛苦。因此,它承认了种族歧视、同性恋歧视、性别歧视以及各种形式的社会边缘化所造成的痛苦是真实的;种族偏见、异性恋主义和阶级偏见不仅压制和剥夺了我们的权力,而且还造成了真实的痛苦,这种痛苦对个体具有毁灭性的影响。关系文化理论假定,人类具有基本的趋向联系的本能,并指明分层型的社会结构造成了很多人长期孤立和权力剥夺。严肃看待拒斥和边缘化带来痛苦的证据,挑战主流的独立范式构成了通向社会公正的行动。以相互尊重关系的内在价值为基础的社会政治系统的确可以被视为一个更加公正的社会系统。尽管大多数理论没有将心理学的范式扩展到社会政治领域,但关系文化理论显然做到了这点。关系文化理论建立在对个体大脑的关系发展观察以及关于对大脑的双向互动影响理论的基础上,它指出了这些发现的社会意义。

　　眶额皮层(OFC)的发展依赖于父母的协调互动。如果父母反应迟钝或者斥责虐待,孩子就会缺乏调节如愤怒、恐惧或羞愧等痛苦情绪的时间长度、强度和频率的能力。丹尼尔・西格(Siegel,D.,1999)指出,当母亲和婴儿处于共情协调中时,其大脑都会发生变化。艾伦・肖勒(1994)证实了眶额皮层的发展依赖于关系经验。格莱曼(2006)回顾了肖勒的研究,指出负责情绪失控的神经元位于眶额皮层。虽然肖勒和西格都坚持早期抚育关系在大脑成型中的重要性,但他们也都指出,后来生活中的抚育关系——即关系文化理论实践者所谓的成长-抚育关系——能改造其中的一些神经通路。关系文化理论认为在关系心理治疗中会大量发生这种神经和关系修复。

　　通过这些关于神经可塑性的最新资料,我们了解到互动是如何重塑我们大脑的(Begley,2008;Doidge,2007;Merzenich,2000)。严格地说,神经元的形状、尺寸、数量以及它们的突触联系都受到关系的塑造。这就形成了一种乐观的看法,即后来生活中的成长-抚育关系能在某种程度上重塑旧的受损的神经模式。

　　当关系文化理论最初被打造成一种发展和临床模型时曾受到过巨大的怀疑,甚至是警告。这说明对于广泛存在着的治疗师晦涩不明的实践(其极端就是"黑屏")来说,更加透明的治疗被视为一种挑战。虽然这一领域中的很多人认为这一方法是荒谬的,但另一些人坚持认为它对于"治愈"而言是必不可少的,并觉得诸如相互共情之类的东西可能会导致来访者感到他们不得不"照顾治疗师"。来访者看到自己影响了他人,学会了处理关系的新方法,感到自己"至关重要",这些方面的重要性并没有得到肯定。尤其对于那些处在不合理的或虐待性关系中的人们来说,从治疗师那里得到回应对于安全感的建立非常重要。对于受虐幸存者而言,在那扇假定保护了脆弱性的咨询室的门之后,进入到与一位有权威的他人的关系中,这预示着危险而非放松。关系文化理论提出了通过建立新的关系经验来重塑神经通路和关系意象的观点;同时,来访者在其背景下也获得了一种视角,即放弃最初的期待并赋予这些意象以新的含义。当前前沿的神经科学研究为通过关系的参与而完成神经重塑的观点提供了强有力的支持,指出了朝向相互关系的内在发展,并且证实了关系文化理论模型的有效性。

[77]

未 来 发 展

自关系文化理论(RCT)开创 30 年来,它主要被用在长程的　　[79]
个人治疗中。但是采取不同方法的从业者也将关系文化理论应
用于他们的工作中。下面是对某些最新实践的一个概括,为关系
文化理论在未来如何发展提供了一些建议。

治疗的社会环境与工具

夫 妻 疗 法

关系文化理论治疗已经被应用于夫妻治疗中,既包括个体治
疗也包括团体治疗。伯格曼(Bergman, S.)和萨里(1994)在他们
的关系疗法中强调了"我们"而非"我"的重要性。他们通常通过

要求夫妻双方介绍"关系"而非个人情况来开始他们的团体工作。他们也会鼓励夫妻双方写一份关系目的声明。指导夫妻治疗的核心关系原则包括：保持关系意识、致力于建立互相共情的联系、承担相互责任、考虑社会性别问题。对于走出权力和控制斗争而言（这折磨了很多夫妻），互相影响的概念变得非常有用。除了治疗之外，关系文化理论目前还被用来更好地理解关系的力量，并用于发展一个保持自我意识、他人意识和自己与他人关系意识的框架（Shem& Surrey,1998）。约翰逊（2008）在夫妻治疗中对依恋风格重要性的研究也与关系文化理论治疗有很多共同之处。

[80]

家 庭 治 疗

米尔金（Mirkin,M. E. ,1990）将关系文化理论治疗应用到了家庭和夫妻治疗中。她指出，当夫妻出现问题时，关系的破裂通常会嵌入到某一更大的背景问题中，即有可能囊括了整个家庭的动力状态（Mirkin& Geib,1999）。一旦识别和指出这一问题，伴侣们通常会重新回到共情和联系中。米尔金还将重塑移民父母与孩子间的分离考虑成关于文化的适应而非简单的个人矛盾（1998）。她指出，在青少年家庭中，避免冲突就如冲突一样甚至比冲突本身更有可能导致关系的破裂。她建议，就家庭而言，青春期的目标是要发展与年龄相一致的联系而非独立（Mirkin,1990,1994）。在这方面，卡特（Carter, E. ）和麦戈德里克（McGoldrick,M. ）的"环境中的自我"与关系文化理论早期使用的"关系中的自我"及"关系的存在"有很多共同之处（2005）。

团 体 治 疗

作为一种文化,我们已经逐渐意识到团体力量有助于发动和维持个人/文化的改变。12 步计划改变了我们对于大多数成瘾问题的理解和治疗。在关系文化理论团体治疗中,就像在其他任何一种文化理论治疗中一样,"对真实的、回应的和满意的人际关系的渴望与维持策略以摆脱联系的需要之间的持续辩证是至关重要的经验"(Fedele,1993,p. 202)。尊重对关系的渴望与保护性地走向分离,这一核心关系矛盾在这样一对张力中显现出来,即一边想要被认识、了解和接受,一边又担心一个人不能找到共情和接受(这在团体中非常明显)。团体为治疗急性分离提供了大量机会,它建立了关系复原力。当成员们对其他成员做出共情回应时,他们常常也能为自己的经验找到新的共情。 [81]

心理教育的团体

关系文化理论也被应用在有时间限制的心理教育团体中。已经形成了一个由 8 次会面组成的项目,这个项目既包括教育讨论团体,又包括对关系意识展开工作(Jordan& Dooley,2000)。它通过教导和经验手段向参与者介绍关系文化理论的核心过程。这种形式已成功应用于各种环境中,包括女子监狱中的囚犯与狱警团体、一个住院病人的创伤治疗团体、一个为慢性精神病患者开设的社区项目、一个针对 10 至 12 岁男孩的团体、渡教习所、一个纳瓦霍族青少年团体、青少年服务寄居项目公寓中的女生团体以及部分住院项目中的工作人员。除了为每次会面提供建设性的框架和阅读材料之外,该项目还会解释关系文化理论的核心理念,并为参加者提供讲义。

关系文化的正念

关系文化理论治疗并不锚定于具体技术或工具。相反,它认为利用关系(治疗关系以及其他关系)开展工作是核心的技能。但对这一过程来说可以运用一些工具。因为关系文化理论治疗的成功主要依赖于治疗师*在场的质量*,治疗师必须进行大量的工作找到*回应性*而非*反应性*地参与的方法。正念练习对于关系文化治疗师而言可能非常有用。关系文化的正念是一种特殊的正念,它认为我们不仅要把意识和协调互动扩展到我们头脑中闪过的意象、想法以及身体感觉中,还要把冥想性觉察态度带到我们的关系世界中。尤其在那种充斥着"自身利益"和着眼于自身的文化中,更需要强调对关系世界和社群的关注(Jordan,1995;Surrey,2005;Surrey& Eldridge,2007)。

[82]

特别值得注意的是,正念冥想对治疗师和来访者而言都是重要的人际交往工具。越来越多的数据表明了冥想在治疗抑郁症、焦虑症和其他许多心理问题方面的有用性(Begley,2008;Goleman,2006 Williams,Teasdale,Segal,& Kabat-Zinn,2007),而且关于冥想引起了大脑改变的数据也在增加(Begley,2008)。因此,对于大多数来访者而言,辅助的冥想练习是值得推荐的。我们还认为,通过冥想,治疗师的效能也会得到提高。德国的一项研究考察了124名住院病人的效果变量,这些病人接受了18位受训治疗师长达9周的治疗。那些接受冥想治疗师治疗的病人在澄清和问题解决视角这两个量表上取得了更高的分值。就整个治疗结果来说,他们的分值也高得多,而且症状也有了更大的改善

(Grepmair et al. ,2007)。

辅 助 方 法

　　药物在很多治疗中都起到了重要作用。当来访者的反应或极端消极的关系意象使其甚至不能坐在治疗室里接受治疗时,药物却能为来访者参与治疗关系提供可能。通常对患有创伤后应激障碍(PTSD)的来访者来说,药物是必需的干预手段,它能带来神经生物学上的平静,由此才能开始新的学习,并形成新的关系模式(Banks,2005;Van der Kolk,1998)。许多关系文化理论治疗师还采用认知、行为的疗法,尤其在帮助人们控制那些有可能妨碍关系形成的症状时。在治疗精神创伤时,很多人采用了辩证行为疗法(DBT)或者眼动心身重建法(EMDR),一些人已经发现内部家庭系统或叙事家庭治疗与关系文化理论治疗非常一致。

● 特殊问题与人群 ●

创伤后应激障碍(PTSD)

[83]

　　关系文化理论治疗特别适用于治疗患有创伤后应激障碍的病人。创伤后应激障碍是一种关系和孤立障碍。那些有过创伤的人曾经生活在不安全的、非成长－抚育性的关系中。他们不得不发展出生存的自我防御策略,这些策略往往使他们脱离了真实的经验,而且极少感到足够安全到能把他们的脆弱带到关系中。那些有过创伤的人饱受着僵化、自责、孤立和羞愧的困扰。治愈创伤涉及将一个人带回关系中(Herman,1992)。创伤史也容易使来访者产生极大的恐惧,这种恐惧可能会由治疗情境本身所引发。在治疗情境中通常尤其会引发来访者对童年早期所受到的性虐待或身体虐待的恐惧:在一扇紧闭的咨询室的门后面,被鼓励与另一个更有权威的人分享你的脆弱,你被告知可以信任此人,这对于一个在童年时代曾遭受虐待的受害者而言是一个强有力的触动。

　　无怪乎在对 PTSD 患者进行治疗的最初几星期或几个月里,可能充满了急性分离、强烈的情绪反应甚至是自毁行为。对于创伤幸存者而言,与他人分享脆弱会加剧恐惧和情绪反应(Banks,2005;Herman,1992)。他们的分离策略——在这些情况下是创伤性分离——增强了,过度警觉造成关系时常发生破裂和夸张的反应。那些在其他治疗中可能看似"平常的可预期的共情失败"事件,可能会被体验为对生命有威胁的事件或作为治疗师完全不值得信任的标志。他们甚至会认为治疗师是危险的和具有掠夺性的。杏仁核的过度反应常会导致夸张的情绪反应(Banks,2005;Van der Kolk,1998)。反应的神经化学递质进入紧急编码,突然撤退到更孤立的情形也时常发生。具有讽刺意味的是,当治疗师发生共情失败或者联系有所增加时,这些创伤性的分离都会出现。后者的发生是由于来访者(通过变得更加亲密或真实)开始放弃分离策略,于是恐慌接踵而至,来访者对重要的分离做出过度反应。治疗师可能会因这一突然的反复而不知所措,但他必须努力保持在场,允许保护性的疏远,默默坚信着正朝向更大的联

[84]

系发展。重要的是不要强迫来访者建立联系,相反,治疗师必须跟随来访者的指引,让来访者建立安全的距离,并保持在场,要知道这是与来访者走向更大联系的旅程的一部分(Herman,1992)。对 PTSD 的来访者而言,学会识别哪种是成长－抚育关系,哪种不是,是他们治愈的一个重要部分。重要的是让他们感觉到自己负责掌控亲密程度和所出现的脆弱程度。

滥 用 药 物

科温顿(Covington,S.)和萨里(Surrey,Janet)详细阐述了关系文化理论疗法在治疗妇女滥用药物中的应用(Covington,1994,1999;Covington& Surrey,2000;Jordan& Dooley,2000)。通常,妇女是为了创造或维持关系而开始使用药物。然而讽刺的是,依靠药物维持关系最终会带来更大的孤立和羞愧,而成瘾本身则成为一种封闭的关系。那些处于滥用药物高危之中的妇女首先会被社会所孤立;当羞愧迫使个人更加远离治愈性关系时,这种孤立还会增加。

像匿名戒酒互助协会(AA)和嗜酒家庭互助会(Alanon)这样的互助团体表现出了这种关系模式。相互性被加以强调,不存在任何等级差异,人们既接受帮助又提供帮助(Covington,1994;Kilbourne,1999)。一项采用关系文化理论疗法治疗女性门诊病人的药物滥用项目业已建立,该项目具有很低的复发率(Finkelstein,1996;Markoff& Cawley,1996)。

进 食 障 碍

关系文化理论治疗已被有效应用于进食障碍的治疗中(Tan-

[85] tillo,1998,2000,2006;Tantillo& Sanftner,2003)。关系文化理论治疗认为妇女与食物之间、与自身以及与他人之间的关系失调，在很大程度上是由于缺少可知觉到的相互性所造成的。相互性水平低的妇女更易罹患进食障碍(Sanftner et al. ,2006)。治疗能促进妇女对自己与他人、与自身以及与食物之间关系的理解，并帮助其在与他人关系中发展出更多可知觉到的相互性(Sanftner& Tantillo,2001)。关系文化理论疗法能有效治疗来访者的进食障碍,原因之一被认为是得益于深思熟虑地使用自我表露(Tantillo,2004)。在此次部分住院治疗的过程中,可以看到病人对与母亲之间的相互性的觉察发生了更多的变化(Sanftner,Tantillo,& Seidletz,2004)。

在对那些罹患进食障碍的年轻女性进行治疗时,也要考虑到文化对于苗条的压力(Dooley,2000;Kilbourne,1999)。愈来愈严重的分离和孤立,包括关于暴食与清除的遮掩,加剧了抑郁或羞愧。进食障碍的治疗是极其复杂且困难的,这部分是由围绕这一行为的羞愧和遮掩所造成的。

临终安慰与哀伤治疗

关系文化理论治疗已被成功应用于临终安慰治疗和哀伤治疗中(Duffy,2006;Wells,2005)。在哀伤治疗中,人们确认哀伤是对所失去的联系的影响与重要性的声明。当失去重要的关系时,就会产生深切的、非指定性的情感。也就是说,我们不能描述悲伤是如何显现的,只能叙述它极有可能打破"正常"的功能,因为悲伤者的现状受到失去重要关系的影响。关系文化理论治疗认识到当我们失去所爱的人时是很脆弱的。如果我们在悲伤和哀伤时能得到支持,那么我们通常会在残留的关系中找到慰藉和安慰。然而,如果没有给予我们足够的机会去哀伤,或者文化对哀伤寄予了不现实的期待,那么我们通常只能把哀伤隐藏起来。在这种情形下,人们就会出现抑郁。虽然哀伤会提供一条与联系背道而驰的道路,但抑郁却常常会造成更为长期的分离。关注这些关系和文化中的变量,让来访者有更大的空间去寻找返回联系的道路。

处理边缘化的影响

沃克(1999)认为在边缘化的过程中主流文化歪曲了自我意象、他人意象以及关系可能性的意象。帕特里夏·希尔·柯林斯(Collins,Patricia Hill,2000)指出主流文化通过把系统的压迫过程加以常规化,来推进消极的关系意象和控制性的意象。与其他许多理论取向不同的是,关系文化理论看到了文化、种族、种族主义、社会阶层以及性取向的重要性。因此,它在对个体分离的每种理解中都考虑到了大文化背景的影响。由于关系文化理论密切关注着权力动态并强调了背景的重要性,因此特别适合对那些多样的不同文化、种族、民族和性取向的团体开展工作。治疗师常常指出,在特定情境中社会因素最有可能剥夺来访者的权力。当把个体或他/她的母亲或家庭视为问题的根源时,社会排斥和羞愧的影响力经常会被忽略。

咨询心理学

许多咨询心理学家已欣然接受了关系文化理论(Comstock,2005)。康斯托克特别对搭建多元的社会公正关系的能力展开了研究(2005,2008)。她指出,正如关系文化理论影响了所有人的心理健康和关系的发展那样,它们还为看待性角色的社会化、权力、主流、边缘化和从属问题提供了框架。关系文化理论为咨询师提供了理解共情发展的方法:"心理治疗和关系发展的关系文化理论为推动广阔而坚定的共情提供了有希望的指导,且在本世纪共情是必不可少的。"(Montgomery& Kottler,2005,p.98)。卡佩罗(Kopala)和卡特(Keitel)(2003)在其主编的《女性咨询手册》中指出:"绝大多数前来咨询的来访者都是女性,并且尽管许多书籍都阐述女性的心理,但没有一本手册完全致力于解答我们在当今社会中所面临的一系列女性问题"(p.xi)。关系文化理论饮誉为一种弥补了这一缺憾的方法。

[87]　　　在咨询心理学中应用关系文化理论治疗存在一个问题,即忽视了这种模型对于现存的独立自我心理学范式的更广泛的挑战(Ivey,D'Andrea,Ivey,Simek-Morgan,2007)。然而,佩德森(Pedersen,P.)、克雷塔尔(Crethar,H.)和卡尔森(Carlson,J.,2008)对*无性别歧视的文化共情*的研究却非常有助于确立社会背景和权力分配的重要性。正如关系文化理论那样,这些作者也把文化放在了理解个体发展的核心位置上。

督导与培训

关系文化理论已被应用于心理学、社会工作和养育的许多培训项目中。关系文化理论的督导要求被督导者训练自己的关系敏感性和尊重、利用核心的关系文化理论概念去理解治疗动态。唐斯(Downs,M.,2006)指出:"强调联系的重要性使我们开始关注许多交叉关系的复杂性和结构,而这也是心理治疗和督导训练的一部分"(p.3)。在关系文化理论中,督导者不仅关注到被督导者与来访者之间的关系,还承认这个更大的关系框架影响了督导过程(如职业性接触)。正如唐斯指出的一样,督导者是"那些使用权力为相互的反映性过程创造空间"的人(p.8)。督导下的学习过程也涉及相互性影响(Montgomery& Kottler,2005)。双方都需要足够开放地接受他人的影响,这样督导关系自身才会发生真正的改变。重要的是,被督导者要感到足够安全,能够分享在治疗情境中可能出现的脆弱和不确定感。对督导者而言,分享来自其自身专业发展中棘手的治疗情境是很有用的,通过这样做把主动的问题解决作为典范,同时也消除了有关督导者万能的幻觉。正如唐斯指出的那样,我们需要关注"介于思想与行为之间、确定与怀疑之间、教与学之间以及问题和答案之间的空间"(p. 11)。罗克(Rock,M. ,1997)所做的一系列调查研究显示,学生会把好的督导者体验为那些既适应了他们的学习需求又满足了他们情感需要的人。

近期的非临床应用

尽管关系文化理论模型被用于解释女性的心理,并改变了那些被认为有可能剥夺女性权力或对女性造成伤害的临床实践,但是它的发展已经远远超越了其最初阶段。关系文化理论很快地表明了一种想更好地理解所有人的需要。它还力求描述分层和边缘化对个体和社会团体造成的影响(带有明显的社会公正目的）。今天,有一些对关系文化理论的理论拓展而言很有前景的领域。这些领域中有的已经产生了有用的干预策略。

组织中的应用

关系文化理论未来拓展的领域之一是在组织中的应用,尤其是通过建立新的领导模型、提高车间的创造力和认识在高效率的车间里关系技能的重要性来加以应用。格莱曼(Goleman, D.)(1997)指出职场中情绪智力的重要性,圣荷(Senghe,1990)强调被他称为"学习型组织"中的双向信息流动的重要性。然而,这两种方法都没有明确强调权力、性别以及多样性等因素,而这些因素将会是未来富有成果的探索领域。弗莱彻(1999)指出在组织中使用特别重要的关系技巧而不被人察觉的方法,并认为流动的专长的练习、共情训练和相互关系能帮助提高职场中的工作效率。费莱彻使用关系文化理论作为基础理论(Fletcher,1995,1999;Fletcher,Jordan, & Miller,2000),概括了几种使职场转变成更具关系性的环境的关键技能,它们是:共情能力、情绪能力、真实性、流动的专长、脆弱性、嵌入性的结果(embeded outcome)、全面思考和回应能力。费莱彻命名了四种关系实践类型:(1)维护,或旨在维护一个企业的生命和良好状态的关系活动;(2)相互授权,或协助他人成功并对企业做出贡献;(3)实现,或使用关系技能提高自己的工作效率;(4)通过开展一些旨在建立协作氛围的活动来形成团队,在这个团队中会出现积极的团体生活结果(1995,p. 272)。

[89]   随着劳动力变得更加多样化,对边缘化的力量以及工作文化如何处理员工之间"差异"问题的关注会变得越来越重要。以现

有关关系文化理论中有关组织的研究为基础,则有可能为理解这些问题提供有用的理论和实践视野。

理解男孩和男人

尽管早期的关系文化理论发展主要是更准确地描述女性的心理体验,但是,它也关注了男性。伯格曼(1996)指出,对于男性而言可能存在一种"关系恐惧",即一种在关系领域中的无能为力感。波拉克(1998)也指出,与女孩一样,男孩也有着对于联系的强烈渴望,但是僵化的性别角色期望(它经常被体验成创伤性的),限制了这些渴求的完全表达。有迹象表明,男孩在主流文化中过早与他们的很多感受相分离,尤其与那些表现出脆弱的感受相分离。正如波拉克所说的那样,男孩的性别角色社会化往往涉及一种严格的行为规范,这种行为规范导致了创伤性的分离。羞愧向男孩和男性施加了强大的压力(Pleck,1981;Pollack,1998)。强大的分离压力影响着男孩的发展,他们接收到这样一种信息,即:"把自己从内心的脆弱中、从对联系的渴望中、从对他人的需要中分离出来。通过超越他人实现与他们的分离,变得强大并'凌驾'他们之上。"这些信息的代价是巨大的。

这项工作指出了在治疗中对男孩和男性进行干预工作的新方法(Kiselica,Englar-Carlson,& Horne,2008),并对那些重视他们孩子的敏感性和关系性的父母来说也有所帮助。杜利(Dooley,C.)和费德勒(1999)特别关注母子关系以及在抚养那些男孩时所遇到的挑战——这些男孩能超出社会强加给他们的脚本而与自己的所有感受和他人保持联系。杜利开设了一个专门针对10岁男孩的关系小组。杜利和费德勒也已经开办了一个针对母亲和她们各年龄阶段的儿子的讲习班。在这项工作中,母亲经常在努力支持儿子的敏感性和共情时表达出巨大的痛苦,因为她们还要尽力为他们迈入社会做好准备,而社会在很大程度上对男性的脆弱抱有嘲笑或蔑视的态度。

[90]

关 系 育 儿

对于育儿来说关系文化理论非常适用。大多数传统的儿童发展和育儿理论都极其偏向于训练儿童的独立性。因此,我们希望婴儿能独自睡觉,花费大量时间在身体上与父母分开,以及越来越独立地控制他们的需要。大多数当代流行的育儿指南都体现了独立和自主的价值。玛莎和威廉·西尔斯(2001)建议我们要考虑"依恋育儿"。他们关注依恋的重要性,强调回应和保持身体亲密,并指出在其他文化中更加鼓励母亲与孩子之间形成的身体和情感联系。

有研究者已经提出了一个关系育儿的模型(Jordan,1998)。它强调要鼓励相互共情、区分相互关系与非相互关系、提高对良性冲突的承受能力以及在差异中成长。关系育儿通过帮助儿童发展个人意识及分化的思维、感情和行为来促进清晰思维能力的发展。它还促进了他人意识的发展,提出觉察和敏锐感知他人的感受、需要和交流是心理成长的一个重要方面,并能帮助儿童发展倾听和交流的技能。对关系动态的意识也是整个关系学习的一部分。提醒儿童关心人际关系以及自己的行为对他人产生的影响。相互共情和参与以及服务社区的愿望,都是有价值的,受到了积极的鼓励,而竞争优势和自主成就的神话则遭到了质疑。

尊重差异、鼓励多样性对于任何儿童的社会化来说都至关重要。教导孩子要批判地考虑文化所提供的信息,包括过多运用暴力来解决问题、强调消费主义以及使用有害标签和态度对待那些非主流的人群。这包括关注由性别歧视、种族主义以及其他偏见 [91] 所造成的歪曲。还有就是重视在关系中承担责任和尊重他人的尊严。儿童可以学会区分成长－抚育关系和非成长－抚育关系,而父母能够帮助儿童形成这种技能。如有可能的话,要支持其发展关系复原力,这涉及以一种有助于恢复关系的方式帮助儿童成功应对受伤的感受或急性分离。

关系育儿力求打破对大多数儿童来说存在的极端的社会性别模式。它还试图减少有可能的羞愧经验,教会儿童区分安全与非安全环境,这是边缘化群体的父母所采用的一种方法,他们不得不积极地教育孩子去适应双重文化。因此,贝弗莉·格林(Greene,Beverly,1990)记录了非裔美国母亲教给孩子在种族主义文化中生存的那些方法,即通过帮助孩子了解在哪些场合可以表现自己的哪些方面,以及在哪种场合他们需要使用分离和伪装来建立安全感。许多父母难免对主流的育儿手册和建议感到不满,这些手册和建议督促儿童提早独立、具有竞争性、形成固定的性别角色。希望这种关系育儿模式以及朝向依恋育儿的这股运动能够继续为养育孩子提供更多的方法选择。这些方法不仅有可能改变家庭,还有可能改变我们的社会。

关系文化的道德规范

从关系文化理论视角出发进行的实践要求对伦理标准和伦理原则进行重新思考。比勒尔(Birrell,P,2006)提出疑问:心理治疗中合乎伦理是什么意思? 遵守伦理标准和规则能否使心理治疗师合乎伦理要求？比勒尔认为伦理不应是事后的追思而应是临床功效中的首要考虑。她补充说,回避了"什么是真正伦理的这一问题,我们就会存在着把伦理和风险管理相混淆的危险,误把规则当作关系,而伤害那些我们拼命想要去帮助的人(Birrell, 2006,p.95)"。比勒尔正在编制一部关系文化理论伦理标准指南,这一指南有望对培训和实践做出重要贡献。

● 前景是什么 ●

[92]

关系的神经生物学

或许最令人激动的验证关系文化理论概念的工作就是目前关于神经科学与关系的研究了。虽然这项工作的主体已经独立于关系文化理论并取得了进展,但是它仍然支持着关系文化理论30年前开始发展出的几乎每一条原理与理解。在未来的5年里,运用新技术来记录大脑功能,我们有可能追踪到相互回应的运动轨迹以及治疗师与来访者之间、父母与子女之间以及朋友之间的共情。我们将能评定哪种交互关系有助于成长,哪种交互关系会阻碍人格的改变。虽然运用功能性的磁共振成像(MRIs)和正电子发射断层扫描技术(PET)扫描技术使我们能够接近于做到这一点,但是这项技术仍然是干扰性的和不灵活的。在这项不断发展的研究中,我们将会继续寻找大量对关系文化理论核心概念的验证。

需要对临床结果进行研究

对关系文化理论治疗的一种迫切关注是进一步研究它的临床功效。虽然拥有一个使用关系文化理论产生许多项目的活跃的研究网络,但还是相对缺乏一个对应用此模型的临床结果研究的稳定组织。这样的研究将大大有助于扩展此模型的应用。

总　　结

[93]　　在过去的 30 年里,关系文化理论(RCT)已经从一个想要更好表现女性心理的模型发展成一种主张新的关系范式的理论,即一种适用于所有人的理论。关系文化理论指出,传统西方心理学过于强调对独立自我的研究,而不够重视在人的发展中关系的中心性和背景的力量。这些传统模型还低估了社会经济、种族、性别及其他边缘化变量在歪曲、削弱、造成人们的分离中所起的作用。这些个人和社会水平的分离已经造成了无法计量的损失,包括经济损失和深刻的权力剥夺。

　　从一开始,心理学中就产生了对独立的偏爱。为了证明它的科学性,心理学作为一门年轻的学科效仿了当时占统治地位的牛顿物理学。物理学研究的是那些被视为在本质上是分离的、但聚在一起又能形成新实体的实体(如分子和原子)。具有讽刺意味的是,当心理学企图通过认同牛顿物理学来提升自己的声望时,

"新"的量子物理学已经指出把关系而不是原子作为研究的自然单位。

关系文化理论和其他的理论都处在相似的由独立心理学向　　　[94]
关系心理学的根本范式转变的进程中（Belenky et al.，1986；
Brown，1998；Gilligan，1982；Jack，1991；Mitchell，1998）。使关系
文化理论与其他理论相区别和不同的是，它坚持强调背景的重要
性，特别强调权力动态影响人类互动的方式。对关系的研究超出
了两人家庭、核心家庭甚至几代同堂的大家庭范畴。关系文化理
论认为个体是存在于社会背景之中的，社会背景要么促成一种关
联感和权力感，要么造成权力剥夺和分离的经验。因此，分层和
不被承认的力量不仅被视为对个人的伤害和损害，而且还被视为
可能对支持和成长造成侵害的公共根源。关系文化理论在关系、
文化、社会领域之间搭建了桥梁，它还通过整合心理生物学的数
据逐渐巩固了它的理论基础。

在心理治疗领域中，关系精神分析师（Aron，2001；Mitchell，
1998）已经为推动"一人心理"向"两人心理"的发展做了积极的努
力。一些人使用了非常接近于关系文化理论有关相互性的语言。
罗伯特·斯托罗（Stolorow，R.）（Stolorow& Atwood，1992）关于
互为主体性（intersubjectivity）的理论探索与关系文化理论有很多
共同之处，但是关系精神分析的实际操作似乎很少依赖于真正的
关系，而是更多依赖于洞察力的发展，从而带来转变。这不同于
关系文化理论治疗所强调的治疗关系中孤立经验的实际改变。
这些理论似乎也没有积极地克服独立的自我这一问题，更没有对
分层的社会权力和力量提供分析。

在理解治疗的过程中，大多数心理动力疗法也都类似地从传

统的"一人心理学"转向了"两人心理学"(Safran& Muran,2000)。但是这些治疗中有很多仍坚持这样的观点,即改变是通过对无意识冲突的解决,以及通过分析和解释的手段将无意识在很大程度上转变为有意识所造成的。就关系也隐含在治愈之中这一点来说,它通常起到一种支持而非核心的作用。例如,所谓的"治疗联盟"就是指在对无意识冲突解决展开"深度"工作时必须就位。换句话说,形成治疗联盟、利用一个人的共情来理解和阐明冲突,对于建立一个更坚固、有边界的自我而言是非常重要的。行为矫正技术疗法也承认需要治疗师与来访者之间建立足够好的关系。

[95]

　　另一方面,关系文化理论治疗也指出了治愈在治疗关系本身中的重要性。使用共情不仅仅是为了理解病人(尽管这很重要),也是为了减少孤立感。相互共情引发了改变,当我们体验到他人的共情时,就会感到自己被看到、被了解和被理解了。尤其重要的是,我们感到不那么孤独了。我们感到了有人参与了自己的生活,感受到了亲密关系。我们感到不那么羞愧了,感受到了更多的自我价值。我们感到更有活力和希望,更有能力去思考、发展和改变。我们真正的感情和心声开始得到表达。我们的声音不是发自一个独立的、内在的自我。相反,它是由谈话者和倾听者共同创造的。由于有人共情地、回应地倾听着我的倾诉,因此我会将越来越多的真实的体验说出来,带到关系当中。声音像自我一样,也是一种隐喻。但是,自我通常可以被具体化和视为独立有组织的,与之不同的是,声音是一种关系隐喻。共情式地倾听也有助于一个人展开地陈述他的经验,逐字逐句越来越多地说出其感觉和想法。倾听和表达都是活跃的授权过程。我们被逐字逐句地"聆听声音"。我们还聆听他人的声音、行动和期望。我们需要参与到成长－抚育关系中,我们需要相互关系。

　　神经生物学的数据支持了这一观点,即我们想要成长和发育健壮需要联系。我们来到的是一个首先要寻求相互联系的世界;当婴儿和抚育者之间有足够的早期相互关系时,我们的大脑才会发育,交感神经和副交感神经的功能才会平衡,才不会有长期的压力。然而,我们的社会环境却过于推崇分离、自主和独立,这与我们潜在的生物倾向相矛盾。这里就存在一个严重的困境,因为这些对立的倾向给我们所有人都带来了巨大的压力。我们个人主义的社会环境侵蚀了生物学认为我们所需要的那个社群。当 [96]把这些实际上根本不能达到成熟标准安在人们身上时,长期和破坏性的压力产生了。于是,我们被教导要通过自主和分离而变得强大。但实际上,"单独做"或独立于世会引起痛苦和缺乏感。我们被告知不要脆弱,尤其当我们是男性时更是如此,尽管我们每天都面对着不可避免的脆弱。我们看到所爱的人生病或死去;我们看着自己的孩子身染不治之症;我们眼看着父母和所爱的人不敌岁月的摧残;我们听说城里残暴的男孩子胡作非为的暴行,听说非洲的儿童正饱受饥饿,听说监狱里的人遭受折磨。然而,为努力否认自己的脆弱,我们往往把脆弱限定在所选定的目标群体上,这些人因此也被视为"劣等的"。我们边缘化、诋毁那些被视为"虚弱"的人。我们极力低估排斥和边缘化所带来的真实痛苦。

　　关系文化理论治疗为我们提供了一种建立在互相尊重之上的回应性关系,并致力于促使人们走出孤立。在这种背景下,人们的慢性分离问题得到治愈,并开始修正那些不适宜的消极关系意象,这些消极的关系意象曾将他们禁锢在羞愧和孤立之中。活力产生了,价值感提升了,创造活动得以重现,人们更加清楚他们的经验和关系。最重要的是,他们参与到了有助于他人成长的关系中,社群也得到了支持。

虽然我们越来越清楚是什么促使了治疗中改变(以及整体的改变)的发生,但治疗师还是需要不断重新考虑这一问题:"是什么引起了治疗中的积极改变?"这应该是我们经常思考的一个问题。我们还要进一步扩展我们的询问:"是什么引起了世界上的积极改变? 我们能够从纯净的心理治疗氛围中个体治疗的微观层面向宏观层面的群体、社会和世界传递什么?"与此同时,我们必须重视很多我们不能回答的问题,即关于心理治疗如何起作用或者我们如何能在世界上有所影响? 存在许多的理论、观点、成功的事例以及失败的治疗。关系文化理论坚持认为,心理咨询师作为自定义的改变动因,有责任去探讨有关人格改变和社会改变的问题。既然环境对于理解痛苦和所谓的病理学来说至关重要,那么就必须强调需要改变我们居于其中的社会环境。治疗师承担了一种特殊的责任,去质问更大的文化对造成分离和其他将人们带入治疗中的痛苦所起的作用。他们有责任去促进最大多数人的幸福。

[97]

对关系文化理论的一种批评是它强调关系的重要性,这会强迫个体保持在所有类型的关系中,包括有害的、失衡的、非相互性的甚至有可能是虐待性的关系(Westkott,1997)。真理是遥不可及的。关系文化理论基于这样一个前提,即在成长—抚育关系中我们能发挥最好的作用,并且我们不得不处理我们关系中的那些分离和误解。但它并没有假定所有的关系都是成长—抚育的或健康的。事实上,它试图帮助人们区分什么是成长—抚育关系,什么是具破坏性的关系。它还鼓励人们要自我保护,如果有必要的话,要离开那些伤害性或有害的关系。但它并没有告诉人们要去"独自应对"、克服"病态依赖"或停止"授权"给他人。相反,它承认和看重对联系的持续需要,个体在寻找他们能够求助和依赖的新的关系中得到了支持。

　　当前,我们正看到一种分离文化的后果,既有身体上的后果——内科疾病和很多男性的英年早逝,也有情感上的后果——极度恐惧、焦虑、抑郁和其他的慢性压力表征。这个国家(美国)中有四分之一的人在其生命的某一时期会饱受抑郁之苦,还有四分之一的人会患有临床上的焦虑症。我们还看到了它对社会的影响,社会出现了危险的衰退,它以孤独和暴力的增加以及社会参与性降低作为信号(Putnam,2000)。关系文化理论建议解决这一问题的方法是真正地领会参与成长－抚育关系对所有参与者都有好处。这并不是一个自我对他人、自私对无私的问题。联系本身需要得到支持和授权。社群需要人们的参与和培育。人们需要为他们的核心家庭以外的他人的幸福付出努力。主流文化削弱了这种意识,心理学也不幸助长了那些处于"中心"的人们的独立自我心态。而那些处在边缘的人,深受这些偏见的不利影响,他们决定自己构建社群的努力经常受到攻击和嘲笑(单凭"他们"不可能做到这一点)。 [98]

　　当人们觉得他们不再能够改变或影响他们的世界、人类或非生命体时,通常会产生无助。当人们感到自己无关紧要时,就会失去希望。静止不动、孤立、自责、感到被吞没和在环境中找不到回应,这些都是无助的特征。塞利格曼(Seligman, M.,1991)所说的"习得性无助"可能是无助在行为上的伴随;在人类关系中,它因分离而产生并导致了进一步的分离。许多治疗师将帮助来访者重建希望作为其主要工作。科学家、哲学家和神学家都对希望提出了很多不同的定义。大多数人强调发展对未来的积极期望。

在关系文化理论中,关于希望的最佳解释是,一种朝向关系、成长的经验和"重要影响"另一个人的可能性。这种关系希望也可能包含了一种关于我们所有人的基本联系的意识和信念;它告诉我们,我们能够对他人产生影响,而且我们也能够期待他人以这样一种方式对我们做出回应,即帮助我们成长、传达出在我们所重视的关系中我们很重要并产生了影响的讯息。希望出现在关系中。希望出现在被认为有可能发生改变的地方。当一个人期望得到回应时就会产生希望,当尊严和尊重出现时就会产生希望。具有讽刺意味是,在联系和分离的边界线上,即关系希望遭到最严峻挑战的地方,我们也能发现巨大成长的可能性。

马丁·路德·金曾说过:"真正的同情不仅仅是丢给乞丐一枚硬币,而是要看到导致了乞丐的那栋大厦需要重建"(2004,p. 43)。乔治·阿尔比(Albee,George)指出:"只有通过彻底的社会变革走向公正社会,才能减少情绪问题发生的概率"(Caplan & Cosgrove,2004,p. ii)。带着对个体心理学和个体病理学的强调,心理学典型地进入了一个过于个人化的错误归属中。关系文化理论呼吁我们去观察个体之外,还要理解那些出现在个人生活中[99]的关系模式以及更大文化背景中的慢性分离和权力剥夺本质。关系文化理论要求我们将自己或多或少所拥有的关于改变的智慧应用到社会变革领域中。关系文化理论是一门非常有前景的理论。虽然它认识到了关系对于暴力和伤害的影响,但最重要的是,它认识到了关系对恢复我们的健康、帮助我们成长、培育我们成人、给予我们自由和增加我们的自主权所起的作用。它还认识到,关系发生在个体之间,那些个体具有巨大的神经可塑性,并拥有成长和改变能力。

当前科学技术和神经学的进步不仅具有改造治疗的潜力,还具有改造社会的潜力。在未来的 5 年里,毫无疑问我们将拥有一种能使我们同时记录发生在治疗师和来访者身上的神经系统活动的技术(与功能 MRI 类似)。我们还有可能看到当两人发生共情式的协调时所对应的大脑激活和成长。我们将能够更好地定位和指出在引发大脑活动的互动中所发生的事情,这反过来会提高我们教授别人怎样才能最有效地改变神经通路和主观情绪体验的能力。我们甚至可能发现怎样帮助人们直接掌控破坏性的杏仁核反应,并发展出提高共情能力的方法。对于那些常常会造成人际伤害的攻击,反应性的、好斗的反应,有可能通过一些简单的干预就可以加以改善,也许是通过我们所知道的功能核磁共振成像(fMRI)训练。取代伤害、报复性的反应的是,人们会学着如何从一种能得到更大好处的角度来处理分离,建立关系复原力以及实现和平的冲突解决。或许我们将创造出这样一个社会系统,它重视和支持健康的联系并致力于实现社会公正。

我们只是刚刚开始探索关系回应的广阔世界以及掌管联系和康复的相应大脑区域。(关系文化理论)基于倾听女性的心声而作为一种理论被提出来,很快地就得到神经科学领域的验证,而神经科学是精神病学和心理学中最先进的领域之一(Goleman,2006;Siegel,1999)。虽然大的文化背景仍坚持着不真实的意象,即独立、排斥或超越他人会给人带来优势,但是我们越来越多地了解到,我们正在与自己真实的本质相较量,这些本质是相互依赖,通过建立好的人际关系来寻找安全感。现在到了揭露和修复 [100]

这一困境的时候了。关系文化理论强调我们的基本需求和整个一生对联系的渴望,这提供了一个重大的突破点。关系文化理论既为人类的发展提供了希望,又提供了现实标准。它支持主流文化自身的革命性改变,远离竞争性的自身利益的伦理观,转向发生在相互共情、成长—抚育关系中的共同利益的伦理观。最后,正是关系刺激了神经重塑和认知/情绪的改变。也正是关系支撑着生命,推动着创造性成长。关系位于人类意义生成和发展的核心。

关键术语表

急性分离(acute disconnection)　在人际关系中经常会发生，[101]
它是由未能理解或感觉到他人未做出积极回应,有时甚至是由诸
如羞辱或暴力等更激烈的伤害性方式做出回应所引发的;在治疗
中,对急性分离进行修复成为最有效的改变途径之一。

攻击(aggression)　使用武力达到目标;从情感方面说,通常
涉及运用控制"掌控"他人或试图伤害或毁灭他人。

杏仁核劫持(amygdala hijack)　由格莱曼(1997)提出的一个
概念,指的是通过杏仁核而不是大脑皮层做出反应的活跃历程;
通常与愤怒或恐惧时反应性和冲动性的提高有关;它在带有创伤
史的人身上更为常见。

愤怒(anger)　一种重要的关系情感,用以表明"某件事情是
错误的";它是关系变化的必要组成部分,不管是在个人层面还是
在集体层面,它都预示着需要改变;它有别于攻击和控制。

预期的共情(anticipatory empathy)　运用一个人对个体的协
调和理解去预测其言语或行为对另一个人有可能产生的影响;治
疗师总是尝试运用预期的共情去获知在治疗中特定的干预之后
可能会发生的事情。

真实性(authenticity)　带着关于一个人的行为可能会影响

他人的敏感意识,把自己的真实经验、感情和思想带到人际关系中的能力。它并不是指包括全部的反应(我们称之为杏仁核的真实性)。真实性并非指告诉别人"全部事实",而是分享"一个真实事件",这一事件将以某种积极的方式推动治疗的发展。

核心关系矛盾(central relational paradox) 面对反复的分离,人们更加渴望关系,但他们对于与他人建立联系的恐惧又会导致他们将经验中的某些方面置于联系之外(这些是防御性的分离策略,也称之为生存策略)。个体改变自己以迎合他人的期望或希望,在这过程中,关系本身失去了真实性和相互性,变成了分离的另一种根源。

慢性分离(chronic disconnection) 一种逐渐升级和持续的动态变化,在此过程中,关系中处于弱势的一方被阻止向强势的一方表达伤害或分离,还了解到他/她不能将他的或她的这一方面经验带到关系中。弱势一方开始通过变得更加不真实或使自己与这些感受、思想相分离来扭曲自身以适应于这种关系。呈螺旋状的分离会经常发生,而关系也变得较少有相互性,缺少成长和可能的空间。

受谴责的孤立(condemned isolation) 由吉恩·贝克·米勒定义的一个术语,用以描绘那种令人感到被人类社会拒之门外的孤立或孤独经验。一个人感到孤独,不能重建人际联系并因这种状态遭受责备。它不同于"单独"或"独处"的体验,一个人处于单独或独处之中是能够感受到深刻关联的(包括与自然或他人等的关联)。

联系(connection) 尽管这个术语通常是用来意指任何种类关系的共同用语,但关系文化理论却将联系定义为两个人或更多人之间的相互作用,即相互共情和相互授权。它涉及情绪的可亲性并且会产生"五样好东西"(热情、价值感、生产力、清晰把握和建立更多联系的意愿)。

控制性意象(controlling images) 由主流群体建构的意象,它带有剥夺非主流文化群体权力的目的,表现了对其歪曲的描述。帕特里夏·希尔·柯林斯用这个术语来指出"人们被客体化为某一种类,如种族、性别、经济阶层和性别取向"(1990,p. 228)。

[103]

分离(disconnections) 关系中的一种相互作用,在其中不会出现相互共情和授权;通常包含了失望、误解的感受,有时是一种危险、暴力以及/或者陷入僵局的感觉。分离可能是急性的、慢性的或创伤性的。

有差异的关系意象(discrepant relational images) 与把人们禁锢在分离之中的那些消极、主流和固定的意象相矛盾的关系意象;扩展这些关系意象会导致主流关系期望的改变。

共情(empathy) 一种能使我们"了解"(共鸣、感觉、感受、在认知上抓住)他人体验的复杂的情感认知技能。为了达到共情以促进成长,作为被共情的一方通常必须要看见、知道和感受到他人的共情。也就是说,他/她必然看到自己对他人的影响;这种相互共情能够减少孤立的经验。

五样好东西(five good things) 由吉恩·贝克·米勒提出的有助于成长-抚育关系的五个要素——热情、价值感、生产力、清晰把握和建立更多联系的意愿。

流动的专长(fluid expertise) 它重视这样一种观点,即双方互换着智慧与知识;这支持了共同成长和相互尊重的观点。

成长-抚育关系(growth-fostering relationship) 积极参与

到他人发展和成长中的一个基本而复杂的过程,这种关系导致了共同的发展(Miller& Stiver,1997);这种关系能使关系双方(或更多的人)获得成长。

联系的神经通路(hardwired to connect)　人类需要联系的生物学基础;神经科学的数据证明大脑是在联系中成长的,我们带着联系的准备来到这个世界上,分离会产生真实的痛苦。

[104]

敬重分离的策略(honoring strategies of disconnection)　对个体逃避联系的策略表达出共情,包括对他/她对这种策略的需要和没有这些策略时的恐慌保持敏感。这些策略是逃避联系的方式,因为从根本上说曾经唯一可得的关系就是分离或伤害;换句话说,发展这一策略是有一定理由的(Miller& Stiver,1997)。

失去共情的可能性(loss of empathic possibility)　感觉到他人没有共情的可能,甚至失去了自我共情的能力;一个人感觉到不值得联系,在本质上存在缺陷,这通常也体验为羞愧。

相互共情(mutual empathy)　乐意于接受他人影响和影响他人。在相互共情中,双方都带着相互尊重感、共同成长的意图和不断提高的联系能力而前进。为了做到相互共情实现共同成长,双方都必须看到、知道并感觉到他们正得到另一个人的回应,影响着另一个人且对其至关重要。这种成长既有情感上的也有认知上的,它能够提高群体性意识。对脆弱性给予支持,即令某人感受到其脆弱性不会遭到利用或践踏,这对于相互共情而言十分必要。

相互影响(mutual impact)　双方感觉到他/她对另一方以及双方关系具有影响;这是权力共享的范式。

相互性(mutuality)　在关系文化理论中这个概念是指我们

越来越能够尊重他人、对他人产生影响、开放地接受别人对我们的改变。吉恩·贝克·米勒宣称如果在一段关系中,双方未能得到成长,那么任何一方得到成长就是一个颇具争议的说法,这就像有人批评关系文化理论鼓励来访者要照顾治疗师一样。关系文化理论完全认识到临床医生要关注来访者的成长这一责任,而不是要求从来访者那里得到照顾。但是如果治疗师不能坦率地接受影响或改变(脆弱性),那么对来访者而言很可能也不会发生真正的成长。相互性并不意味着相同、平等或互惠;它是一种关联方式,一种分享活动,每个人都要尽可能地充分参与其中(Miller& Stiver,1997)。

[105]

相互授权(mutual empowerment) 与"相互共情"一样,这个术语是指在任何一种成长—抚育关系中,双方都能体验到比以往更有活力、更加透明、更大的可能性和潜在的力量感。相互授权建立在"参与"关系的基础上,觉察并关心关系以及关系中的个体。它是一个双向(或更多)动力过程,作为心理成长的核心成分,它的作用是提高每个个体在关系中的力量并最终在更大社群中产生力量。

权力(power) 最基本的含义是"造成改变的能力"(Miller,1986,p.198.)。

权力控制(power over) 在许多社会中,这一概念是指人们只有对他人施加权力控制,使他人保持相对弱势的地位,才能感到安全或高效。主流群体对其他群体和个体施以权力控制并且不鼓励相互授权的关系。这种模式将导致分离和对关系的破坏。

权力拥有(power with) 这个概念是指通过协作努力而不是等级划分能够实现更大的成功,它建立在这样一个观念基础上,即创造力和行动力是在良好的联系中形成的。"权力拥有"之所以能够获得发展,是因为它赋予了他人以权力,这点和"权力控制"相反,"权力控制"是通过命令和控制他人的方式来获得积累的。

特权(privilege)　通过他人的弱势而获得的一种优势系统(McIntosh,1980,1988)。不劳而获的特权是通过出身或运气累积而成的,它是特权群体的一部分。精英的神话有时会显得仿佛优势或特权是后天获得的。例如,*白人特权*是"一种无形的不劳而获的资产的包装",[白人]可以每天指望着从特权中获利,但是对于[他或她]这意味着什么却不在意(McIntosh,1988)。

[106]

种族认同发展(racial identity development)　由塔图姆(1993)界定的一个概念,是指"由内在的种族主义向一种以积极肯定的种族认同感为基础的授权立场转变的一个过程"(p.3)。

种族主义(racism)　由塔图姆(1993)界定的一个概念,是指"一种以种族为基础的普遍存在的优势系统,对我们的日常生活来说它具有个人、文化及组织的涵义"(p.2)。

根本的尊重(radical respect)　建立在共情基础上的对他人当前的状态和产生困扰的背景环境的深入理解;并同样深入地理解他/她的应对方式、生存策略以及试图保持存活的内在智慧。

关系意识(relational awareness)　关注自身体验、关注他人、关注关系,并发展出自己对关系运动的清晰把握。

关系能力(relational competence)　是这样一种体验,即一个人能有效地对关系产生积极的影响;一个人感觉到自己的重要性,并以一种共情和接受相互影响的方式做出反应。关系能力包括走向相互性,发展预期共情,乐于接受影响,将脆弱性体验为潜在发展的必然途径而不是危险,以及建立良好关系而非把控制他人作为成长的路径。

关系信心(relational confidence)   对关系充满信心,相信自己有能力为成长－抚育关系作出贡献,同时相信他人也会加入到建设这一关系中来。

关系文化的正念(relational cultural mindfulness)   关注他人、自己的回应、关系以及文化背景;能量和关系的全面动态在场;对联系的发展方向感到好奇;放开关于互动应该是什么样子的意象以发现它究竟是什么,并意识到自己对关系中的联系和分离质量的影响。

[107]

关系授权(relational empowerment)   分享情感感受、有能力影响关系,并走向联系。在相互共情的过程中,关系本身得到了增强和扩展。互动中的双方(所有人)都感到更加强大、更有活力、更有创造力,并渴望能将这种授权感传达给他人。这同样也有助于提高整个世界的生产力和创造力。

关系意象(relational images)   在关系中关于那些已发生在我们身上的事件的内在图像,它们在早期重要的关系中形成。当我们形成这些意象时,我们还形成了关于为什么关系会以如此方式存在的一套信念。由此,关系意象不仅决定着我们关于关系中将会出现什么的期望,同时,也决定着一个人对自己整体感的期望。它们通常会变成无意识的框架,通过这些框架,我们决定了我们是谁、我们能做什么、我们的价值如何。消极的关系意象会变成缺乏关系能力感和价值感的根源,并常常会引发分离策略和无助感。

关系运动(relational movement)   关系始终是处于运动和变

化之中的,要么朝向更好的联系运动,要么朝向渐增的分离运动;随着不断的相互共情,参与者将朝向更强的联系的方向运动。

关系复原力(relational resilience)　在面对不利情况、创伤经验和使人们疏远的社会文化压力时,朝向相互授权的成长－抚育关系的运动;联系、重新联系和/或抵制分离的能力。关系复原力的核心是走向共情式的相互关系(Jordan,1992)。

自我共情(self-empathy)　用共情的态度对待自身经验的能力。有时候,实现自我共情涉及唤醒来访者早年意象以减少个体的自我谴责和自我拒绝。

[108]

羞愧(shame)　当一个人感到自己不再值得同情或爱时,就会产生病理性的羞愧。它与受谴责的孤立有很多共同特点。一个人感到被排斥、没有价值、没有共情的可能性,而且不能使自己完全置身于关系中。

分离策略(strategies of disconnection)　人们发展出来的保持在关系之外以防受伤害或被侵害的方法,也被称为*生存策略*。它们是由于一个人试图寻找某种方式来创造或保持任何可能的联系而发展出来的。

创伤性分离(traumatic disconnection)　当急性分离激发某人(通常是患有创伤后应激障碍的人)进入到一种他/她不能实现关系修复的反应(杏仁核劫持)中时,就会发生这种分离。由于高度的危险感,此人不能回到联系中,除非能够重新建立安全感,而治疗师则必须尊重来访者急剧地返回到分离策略中。具有讽刺意味的是,在增加了亲密、放弃了分离策略之后,这些创伤性分离有时也会发生。这时,来访者会感到更加脆弱,并可能不得不求助于原有的自我保护方式。

推 荐 读 物

Gilligan,C. (1982). *In a different voice*. Cambridge,MA:Harvard University Press.

Jordan,J. (Ed.). (1997). *Women's growth in diversity*. New York:Guilford Press.

Jordan,J. ,Kaplan,A. ,Miller,J. B. ,Stiver,I. , & Surrey,J. (1991). *Women's growth in connection*. New York:Guilford Press.

Jordan,J. ,Walker,M. , & Harding,L. (Eds.) (2004). *The complexity of connection*. New York:Guilford Press.

Miller,J. B. (1986). *Toward a new psychology of women*. Boston:Beacon Press.

Miller,J. B. , & Stiver,I. (1997). *The healing connection*. Boston:Beacon Press.

Robb,C. (2006). *This changes everything:The relational revolution in psychology*. New York:Farrar Strauss.

Shem,S. , & Surrey,J. (1998). *We have to talk:Healing dialogues between women and men*. New York:Basic Books.

Slater,L. ,Daniels,J. , & Banks,A. (2004). *The complete guide to mental health for women*. Boston:Beacon Press.

Walker,M. , & Rosen,W. (2004). *How connections heal*. New York:Guilford Press.

参 考 文 献

Alvarez,M. (1995). The experience of migration:A relational approach in therapy. *Work in Progress*, *No.* 71. Wellesley,MA:Stone Center Working Paper Series.

American Psychiatric Association. (1994). *Desk reference to the diagnostic criteria from DSM－IV*(4th ed.). Washington,DC:Author.

Aron,L. (1996). *A meeting of minds:Mutuality in psychoanalysis*. New York:Analytic Press.

Ayvazian,A. ,& Tatum,B. (1994). Women,race and racism:A dialogue in black and white. *Work in Progress*, *No.* 68. Wellesley,MA:Stone Center Working Paper Series.

Banks,A. (2000). PTSD:Post－traumatic stress disorder:Relationship and brain chemistry. *Project Report No.* 8. Wellesley,MA:Stone Center Working Paper Series.

Banks,A. (2005). The developmental impact of trauma. In D. Comstock (Ed.),*Diversity and development:Critical contexts that shape our lives and relationships* (pp. 185－213). Belmont,CA:Brooks/Cole.

Banks,A. (2006). *The neurobiology of connection*. Presentation at Summer Training Institute,Jean Baker Miller Training Institute,Wellesley,MA.

Barnett,R. ,& Rivers,C. (2004). *Same difference:How gender myths are hurting our relationships,our children and our jobs*. New York:Basic Books.

Begley,S. (2008). *Train your mind,change your brain*. New York:Ballantine Books.

Belenky,M. ,Clinchy, B. ,Goldberger, N. , & Tarule, J. (1986). *Women's ways of knowing*. New York:Basic Books.

Bergman,S. J. (1991). Men's psychological development:A relational perspective. *Work in Progress*, *No.* 48. Wellesley,MA:Stone Center Working Paper

Series.

Bergman, S. J. (1996). Male relational dread. *Psychiatric Annals*, 26(1), 24 —28.

Bergman, S. , & Surrey, J. (1994). Couple therapy: A relational approach. *Work in Progress*, *No.* 66. Wellesley, MA: Stone Center Working Paper Series.

Birrell, P. (2006). Ethics of possibility: Relationship, risk and presence. *Ethics and Behavior*, 16(2), 95 —115.

Bornstein, D. (2004). *How to change the world: Social entrepreneurs and the power of new ideas*. New York: Oxford University Press.

Broverman, I. , Broverman, D. M, Clarkson, F. E. , Rosenkrantz, P. S. , & Vogel, S. R. (1970). Sex role stereotypes and clinical judgments of mental health, *journal of Consulting and Clinical Psychology*, 34(43), 1 —7.

Brown, L. M. (1998). *Raising their voices: The politics of girls' anger*. Cambridge, MA: Harvard University Press.

Brown, L. M. , & Gilligan, C. (1992). *Meeting at the crossroads: Women's psychology and girl's development*. Cambridge, MA: Harvard University Press.

Brown, L. S. (1994). *Subversive dialogues: Theory in feminist therapy*. New York: Basic Books.

Brown, L. S. , & Ballou, M. (Eds.). (2002). *Rethinking mental health and disorder: Feminist perspectives*, New York: Guilford Press.

Bures, F. (2007). Brain storm: Richard Davidson wants you to free your will, change your brain and take a journey to the center of your mind. *Madison Magazine*, November, 1 —5.

Caplan, P. , & Cosgrove, L. (2004). *Bias in psychiatric diagnosis*. New York: Aronson.

Carter, E. , & McGoldrick, M. (2005). *The expanded family life cycle: Individual, family and social perspectives*(3rd ed.). Boston: Allyn & Bacon.

Chugani, H. (2001). Local brain functional activity following early deprivation: A study of post institutionalized Romanian orphans. *Neurolmage*, 14, 1290 —1301.

Clinchy, B. , & Zimmerman, C. (1985). Growing up intellectually: Issues for college women. *Work in Progress*, *No.* 19. Wellesley, MA: Stone Center Working Paper Series.

Coll, C, Cook-Nobles, R. , & Surrey, J. (1995). Building connection through diversity. *Work in Progress No.* 64. Wellesley, MA: Stone Center Working Paper Series.

Coll, C, & Duff, K. (1995). Reframing the needs of women in prison: A relational and diversity perspective. *Project Report No. 4.* Wellesley,MA:Stone Center Working Paper Series.

Collins, P. H. (1990). *Black feminist thought: Knowledge, consciousness and the politics of empowerment.* Boston:Unwin Hyman.

Collins,P. H.(2000). *Black feminist thought* (2nd ed.). New York:Routledge.

Cooley,C. (1968). The social self:on the meanings of "I. " In C. Gordon & K. Gergen(Eds.), *The self in social interaction* (pp. 87 – 93). New York:Wiley. (Original work published 1902)

Comstock,D. (Ed.). (2005). *Diversity and development: Critical contexts that shape our lives and relationships.* Belmont,CA:Brooks/Cole.

Comstock,D. , Hammer, T. R. , Strentzsch, J. , Cannon, K. , Parsons, J. , & Salazar,G. (2008). Relational – cultural theory:A framework for bridging relational,multicultural and social justice competencies. *Journal of Counseling and Development*,86(3),279 – 287.

Corey,G. (2009). *Theory and practice of counseling and psychotherapy* (8th ed.). Belmont,CA:Thomson.

Covington,S. (1994). *A woman's way through the twelve steps.* Center City,MN:Hazelden.

Covington,S. (1999). *Helping women recover:A program for treating addiction.* San Francisco:Jossey – Bass.

Covington,S. , & Surrey,I. (2000) The relational model of women's psychologicaldevelopment:Implications for substance abuse. *Work in Progress*,No. 91. Wellesley,MA:Stone Center Working Paper Series.

Cozolino,L. (2006). *The neuroscience of human relationships: Attachment and the developing social brain.* New York:Norton.

Davanloo,H. (Ed.). (1980). *Short – term dynamic psychotherapy.* New York:Aronson.

Desai,L. (1999). Relational theory in a South Asian context:An example of thedynamics of identity development. *Work in Progress*,No 86. Wellesley,MA:Stone Center Working Paper Series.

Doidge,N. (2007). *The brain that changes itself.* New York:Viking.

Dooley,C. (2000). Culture and the development of eating disorders in women. In J. Jordan & C. Dooley (Eds.), *Relational practice in action.* Project Report No. 6. Wellesley,MA:Stone Center Working Papers Series.

Dooley,C, & Fedele,N. (1999). Mothers and sons:Raising relational boys. *Work in Progress*,No. 84. Wellesley,MA:Stone Center Working Paper Series.

Downs, M. (2006). Between us: Growing relational possibilities in clinical supervision. *Work in Progress, No.* 105. Wellesley, MA: Stone Center Working Paper Series.

Duffy, T. (2006). Grief, loss and death. In D. Comstock (Ed.), *Diversity and development: Critical contexts that shape our lives and relationships* (pp. 253—268). Belmont, CA: Brooks/Cole.

Eisenberger, N., & Lieberman, M. (2004). Why rejection hurts: A common neural alarm system for physical and social pain. *Trends in Cognitive Sciences*, 8, 294—300.

Eisenberger, N., & Lieberman, M. (2003). *Why it hurts to be left out: The neurocogni—tive overlap between physical and social pain.* Unpublished manuscript.

Eisenberger, N., Lieberman, M., & William, D. (2003, October 10). Does rejection hurt? An fMRI study of social exclusion. *Science*, 302, 290—292.

Eldridge, N., Mencher, J., & Slater, S. (1993). The conundrum of mutuality: A lesbian dialogue. *Work in Progress, No* 62. Wellesley, MA: Stone Center Working Paper Series.

Engler, B. (2003). *Personality theories: An introduction* (6th ed.). Boston: Houghton Mifflin.

Fairbairn, W. (1959/1962). *Object relations and dynamic structure: In an object relations theory of personality.* New York: Basic Books.

Fedele, N. (2004). Relationship in groups: Connection, resonance, and paradox. In J. Jordan, M. Walker, & L. Hartling (Eds.). *The complexity of connection: Writings from the Stone Center's Jean Baker Miller Training Institute* (pp. 194—219). New York: Guilford Press.

Ferber, R. (1985). *Solve your child's sleep problems.* New York: Simon & Schuster.

Finkelstein, N. (1996). Using the relational model in a context for treating pregnant and parenting chemically dependent women. In B. L. Underhill & D. G. Finnegan (Eds.), *Chemical dependency: Women at risk* (pp. 23 — 43). New York: Haworth.

Fletcher, J. (1999). *Disappearing acts: Gender, power and relational practice at work.* Cambridge, MA: MIT Press.

Fletcher, J. (2004). Relational theory in the workplace. In J. Jordan, M. Walker, & L. Hartling (Eds.). *The complexity of connection: Writing from the Stone Center's jean Baker Miller Training Institute* (pp. 270 — 298). New York: Guilford Press.

Fletcher,J. ,Jordan,J. ,& Miller,J. (2000). Women and the workplace:Applications of apsychodynamic theory. *The American Journal of Psychoanalysis*, 60(3),243—261.

Frager,R. , & Fadiman, J. (Eds.). (1998). *Personality and personal growth*. New York:Addison Wesley Longman.

Freud,S. (1955). Beyond the pleasure principle. In J. Strachey (Ed.), *The standard edition of the complete psychological works ofSigmund Freud* (Vol. 18,pp. 3—64). London:Hogarth Press. (Original work published 1920)

Freud,S. (1957). The future prospects of psychoanalytic therapy. In J. Strachey (Ed.), *The standard edition of the complete psychological works ofSigmund Freud* (Vol. 2,pp. 139—152). London:Hogarth Press.

Freud,S. (1958). Recommendations to physicians practicing psychoanalysis. In J. Strachey (Ed.), *The standard edition of the complete psychological works of Sigmund Freud* (Vol. 12, pp. 111—120). London:Hogarth Press. (Original work published 1912)

Genero,N. ,Miller,J. B. ,& Surrey,J. (1992). The mutual psychological development questionnaire. *Project Report No.* 1. Wellesley, MA:Stone Center Working Paper Series.

Genero,N. ,Miller,J. B. ,Surrey,J. , & Baldwin,L. (1992). Measuring perceived mutuality in close relationship:Validation of the mutual psychological development questionnaire. *Journal of Family Psychology*,6(1),36—48.

Gill,M. (1983). Analysis of transference,Vol. I. New York:International Universities Press. .

Gilligan,C. (1982). *In a different voice*. Cambridge,MA:Harvard University Press.

Gilligan, C. (1990). Joining the resistance: Psychology, politics, girls and women. *Michigan Quarterly Review*,29,501—536.

Gilligan,C. (1996). The centrality of relationship in human development:A puzzle,some evidence,and a theory. In G. Noam & K. Fischer (Eds.), *Development and vulnerability in close relationships* (pp. 237—261). Mahwah, NJ:Erlbaum.

Gilligan,C,Rogers,A. G. ,& Noel,N. (1993). *Cartography of a lost time: Women,girls,relationships*. Paper presented at the Learning from Women Lecture Series,Boston.

Gilligan,C,Rogers, A. , & Tolman, D. (Eds.). (1991). *Women, girls and psychotherapy:Reframing resistance*. Binghamton,NY:Haworth Press.

Gilligan,C,Lyons,N. , & Hanmer, T. (1990). *Making connections: The re-*

lational worlds of adolescent girls at Emma Willard School. Cambridge, MA: Harvard University Press.

Gilligan, J. (1996). *Violence: Our deadly epidemic and its causes*. New York: Putnam.

Goleman, D. (1997). *Emotional intelligence*. New York: Bantam Books.

Goleman, D. (2006). *Social intelligence: The new science of human relationships*. New York: Bantam Books.

Greene, B. (1990). What has gone before: The legacy of racism and sexism in the lives of black mothers and daughters. *Women and Therapy*, 9, 207—230.

Grepmair, L., Mitterlehner, R, Lowe. T., Bachler, E., Rother, W., &. Nickel, M. (2007). Promoting mindfulness in psychotherapists in training influences the treatment results of their patients: A randomized, double blind, controlled study. *Psychotherapy Psychosomatics*, 76, 332—338.

Guntrip, H. (197'3). *Psychoanalytic theory, therapy and the self*. New York: Basic Books.

Harding, L. (2005). Fostering resilience throughout our lives: New relational possibilities. In D. Comstock (Ed.), *Diversity and development: Critical contexts that shape our lives and relationships* (pp. 337—354). Belmont, CA: Brooks/Cole.

Harding, L., &. Luchetta, T. (1999). Humiliation: Assessing the impact of derision, degradation and debasement. *The Journal of Primary Prevention*, 19 (4), 259—278.

Harding, L., Rosen, W., Walker, M., &. Jordan, J. (2000). Shame and humiliation: From isolation to relational transformation. *Work in Progress*, No. 88. Wellesley, MA: Stone Center Working Paper Series.

Helms, J. E., &. Cook, D. (1999). *Using race and culture in counseling and psychotherapy: Therapy and process*. Boston: Allyn &. Bacon.

Herman, J. (1992). *Trauma and recovery*. New York: Basic Books.

Hoffman, M. (1977). Sex differences in empathy and related behaviors. *Psychological Bulletin*, 84(4), 712—722.

Hoffman, M. (1978). Towards a theory of empathic arousal and development. In M. Lewis &. L. Rosenblum (Eds.), *The development of affect*. New York: Plenum Press.

hooks, b. (1984). *Feminist theory: From margin to center*. Boston: South End Press.

Hutchinson, W. (1999). Pain—related neurons in the human cingulate cortex. *Nature Neuroscience*, 2, 403—405.

Ivey, A. , D'Andrea, M. , Ivey, M. , Simek — Morgan, L. (2007). *Theories of counseling and psychotherapy: A multicultural perspective*. New York: Pearson.

Jack, D. (1991). *Silencing the self: Women and depression*. Cambridge, MA: Harvard University Press.

Jack, D. (1999). *Behind the mash Destruction and creativity in women's aggression*. Cambridge, MA: Harvard University Press.

Jenkins, Y. (1993). Diversity and social esteem. In V. De La Cancela, J. Chin, & Y. Jenkins (Eds.), *Diversity in psychotherapy: The politics of race, ethnicity and gender*. Westport, CT: Praeger.

Jenkins, Y. (Ed.). (1998). *Diversity in college settings: Directives for helping professionals*. New York: Routledge.

Johnson, S. (2008). *Hold me tight: Seven conversations for a lifetime of love*. New York: Little Brown.

Johnson, K. , & Ferguson, T. (1990). *Trusting ourselves: The sourcebook on the psychology of women*. New York: Atlantic Monthly Press.

Jordan, J. (1983). Women and empathy. *Work in Progress*, No. 2. Wellesley, MA: Stone Center Working Paper Series.

Jordan, J. (1986). The meaning of mutuality. *Work in Progress*, No 23. Wellesley, MA: Stone Center Working Paper Series.

Jordan, J. (1989). Relational development: Therapeutic implications of empathy and shame. *Work in Progress*, No 39. Wellesley, MA: Stone Center Working Paper Series.

Jordan, J. (1990). Courage in connection: Conflict, compassion and creativity. *Work in Progress*, No. 45, Wellesley, MA: Stone Center Working Paper Series.

Jordan, J. (1992). Relational resilience. *Work in Progress*, No. 57. Wellesley, MA: Stone Center Working Paper Series.

Jordan, J. (1995). Relational awareness: Transforming disconnection. *Work in Progress*, No. 76. Wellesley, MA: Stone Center Working Paper Series.

Jordan, J. (1995). Boundaries: A relational perspective. *Psychotherapy Forum*, 1(2), 1—4.

Jordan, J. (Ed.). (1997). *Women s growth in diversity*. New York: Gilford Press.

Jordan, J. (1998). *Mothers and daughters, mothers and sons: Relational dilemmas and opportunities*. Invited Lecture, National Conference on Young People, New England Consultants, Braintree, MA.

Jordan J. (1999). Toward connection and competence. *Work in Progress*, No. 83. Wellesley, MA: Stone Center Working Paper Series.

Jordan, J. (2000). The role of mutual empathy in relational/cultural therapy. *Journal of Clinical Psychology. In Session*, 56(80), 1005—1016.

Jordan, J., Handel, M., Alvarez, M., & Cook—Noble, R. (2000). Applications of therelational model to time limited therapy. *Work in Progress*, No 87. Wellesley, MA: Stone Center Working Paper Series.

Jordan, J. (2001). A relational—cultural model: Healing through mutual empathy. *Bulletin of the Menninger Clinic*, 65(1), 92—103.

Jordan, J. (2002). A relational—cultural perspective in therapy. In F. Kazlow (Ed.), *Comprehensive handbook of psychotherapy* (Vol. 3, pp. 233—254). New York: Wiley.

Jordan, J. (2003). Relational—cultural theory. In M. Kopala & M. Keitel, (Eds.), *Handbook of counseling women* (pp. 22—31). Thousand Oaks, CA: Sage.

Jordan, J. (2004). Personality disorder or relational disconnection? In J. Magnavita(Ed.), *Handbook of personality disorders: Theory and practice* (pp. 120—134). New York: Wiley.

Jordan, J. (2006). Relational resilience in girls. In S. Goldstein & R. Brooks (Eds.), *Handbook of resilience in children* (pp. 79—90). New York: Plenum.

Jordan, J. (Ed.). (2008a). Recent developments in relational—cultural theory. *Women & Therapy: A Feminist Quarterly*, 31 (2/3/4).

Jordan, J. (Ed.). (2008b). *The power of connection*. Philadelphia: Haworth Press.

Jordan, J., Kaplan, A., Miller, J. B., Stiver, I., & Surrey, J. (1991). *Women's growth in connection*. New York: Guilford Press.

Jordan, J., & Dooley, C. (2000). Relational practice in action: A group manual. *Project Report No. 6*. Wellesley, MA: Stone Center Working Paper Series.

Jordan, J., & Hartling, L. (2002). New developments in relational—cultural theory. In M. Ballou 8c L. Brown (Eds.), *Rethinking mental health and disorder: Feminist perspectives* (pp. 48—70). New York: Guilford Press.

Jordan, J., Walker, M., & Hartling, L. (2004). *The complexity of connection*. New York: Gilford Press.

Jordan, J., Walker, M., & Hartling, L. (Eds.). (2004). *The complexity of connection: Writings from the Stone Center's]ean Baker Miller Training Institute*. New York: Guilford Press.

Jordan, J., 8c Walker, M. (2004). Introduction. In J. Jordan, M. Walker, 8c

L. Hartling(Eds.), *The complexity of connection：Writings from the Stone Center's Jean Baker Miller Training Institute* (pp. 1 − 8). New York：Guilford Press.

Jordan,J. ,& Romney,P. (2005). Women in the workplace：An application of relational − cultural theory. In M. Mirkin, K. Suyemoto, 8c B. Okan (Eds.), *Psychotherapy with women* (pp. 198−214). New York：Guilford Press.

Kaplan,M. (1983). A woman's view of DSM−III. *American Psychology*, 38,786−792.

Kayser,K. (2005). Enhancing dyadic coping during a time of crisis：A theory −based intervention with breast cancer patients and their partners. In T. A. Revenson,K. Kayser,8c G. Bodenmann (Eds.),*Couples' coping with stress；Emerging perspectives on dyadic coping* (pp. 175−194J. Washington DC：American Psychological Association.

Kayser,K. (2007). *Theyin andyang of dyadic coping：Chinese couples coping with breast cancer*. Paper presented at the International Meeting on Close Relationships and Health,Vancouver,British Columbia,Canada.

Kayser,K. ,8c Scott,J. (2008). *Helping couples cope with women's cancers：An evidence−based approach for practitioners*. New York：Springer.

Kayser,K. ,& Sormanti,M. (2002,January). Identity and the illness experience：Issues faced by mothers with cancer. *Illness,Crisis,and Loss*,10(1),10 −26.

Kayser,K. ,& Sormanti,M. (2002). A follow−up study of women with cancer：Their psychosocial well−being and close relationships. *Social Work in Health Care*,35,391−406.

Kayser,K. ,Sormanti,M. ,8c Strainchamps,E. (1999). Women coping with cancer：The impact of close relationships on psychosocial adjustment. *Psychology of Women Quarterly*,23,725−739.

Kayser,K. ,Watson,L. ,& Andrade,J. (2007). Cancer as a "we−disease"： Examining the process of coping from a relational perspective. *Families,Systems,& Health*,25(4),404−418.

Kazlow,F. (2002). *Comprehensive handbook of psychotherapy* (Vol. 3). New York：Wiley.

Keats,J. (1987). Letter to "my darling brothers. " In R. Gittings (Ed.),*The letters of John Keats*. Oxford,England：Oxford University Press. (Original letter dated 1818)

Keller,E. (1985). *Reflections on gender and science*. New Haven,CT：Yale University Press.

Kilbourne,J. (1999). *Deadly persuasion:Why women and girls must fight the addictive power of advertising.* New York:Free Press.

Kiselica,M. ,Englar—Carlson,M. 8c Home,A. (Eds.). (2008). *Counseling troubled boys:A guidebook for professionals.* New York:Routledge.

Klein,M. (with Riviere,J.). (1953). *Love, hate and reparation.* London: Hogarth Press.

Kobasa,D. (1979). Stressful life events,personality and health:An inquiry into hardiness. *Journal of Personality and Social Psychology*,37,1—11.

Kobasa,S. ,8c Puccetti,M. (1983). Personality and social resources in stress resistance. *Journal of Personality and Social Psychology*,45,839—850.

Kohut,H. (1984). *How does analysis cure?* Chicago:University of Chicago Press.

Kopala,M. , 8c Keitel,M. (2003). *Handbook of counseling women.* New York:Sage.

Laing,K. (1998). Katalyst leadership workshop presented at In Pursuit of Parity:Teachers as Liberators,Boston.

Lerman,H. (1996). *Pigeonholing women's misery:A history and critical analysis of the psycho diagnosis of women in the twentieth century.* New York: Basic Books.

Lerner,H. (1985). *The dance of anger.* New York:Harper Collins.

Levant,R. (1992). Toward the reconstruction of masculinity. *Journal of Family Psychology*,5(3/4),379—402.

Levant,R. (1995). *Masculinity reconstructed.* New York:Dutton.

Levant,R. ,& Pollack,W. (1995). *A new psychology of men.* New York: Basic Books.

Lewis,H. (Ed.). (1987). *The role of shame in symptom formation.* Hillsdale,NJ:Erlbaum.

Liang,B. , Taylor, C, Williams, L. , Tracy, A. , Jordan, J. , & Miller, J. (1998). The relational health indices:An exploratory study. Paper No. 293. Wellesley,MA:Wellesley Center for Women.

Liang,B. ,Tracy,A. ,Glenn,C, Burns,S. , & Ting,D. (2007, December). The relational health indices:Confirming factor structure for use with men. *The Australian Community Psychologist*,19(2),35—52.

Liang,B. ,Tracy,A. ,Kauh,T,Taylor,C,& Williams,L. (2006,July). Mentoring Asian and Euro—American college women. *Journal of Multicultural Counseling and Development*,34,143—155.

Liang,B. , Tracy, A. , Taylor, A. , & Williams, L. (2002). The relational health indices. *American Journal of Community Psychology*,30(2),271—288.

Liang,B. ,Tracy,A. ,Taylor,C. A. ,Williams,M. ,Jordan,J. V. ,& Miller, J. B. (2002). The relational health indices: A study of women's relationships. *Psychology Women Quarterly*,26,25—35.

Lipsky,S. (1984). Unpublished and untitled manuscript.

Markus,H. ,& Kitayama, S. (1991). Culture and the self: Implications for cognition,emotion and motivation. *Psychological Review*,96(2),224—235.

Markoff,L. ,& Cawley,P. (1996). Retaining your clients and your sanity: Using a relational model of multisystem case management. In B. L. Underhill & G. Finnegan (Eds.), *Chemical dependency: Women at risk* (pp. 45—65). New York: Haworth Press.

Mcintosh,P. (1980, July/August). White privilege: Unpacking the invisible knapsack. *Peace and Freedom*,10—12.

Mcintosh,P. (1988). White privilege and male privilege: A personal account of coming to see correspondences through work in women's studies. *Report No.* 189. Wellesley,MA: Wellesley Center for Women.

Mental health: Does therapy help? (1995, November). *Consumer Reports*, 734—739.

Merzenich,M. (2000). Seeing in the sound zone. *Nature*,404,820—821.

Miller,J. B. (Ed.). (1973). *Psychoanalysis and women*. Baltimore, MD: Penguin.

Miller,J. B. (1976). *Toward a new psychology of women*. Boston: Beacon Press.

Miller,J. B. (1985). The construction of anger in women and men. *Work in Progress*,No. 4. Wellesley,MA: Stone Center Working Paper Series.

Miller,J. B. (1986). *Toward a new psychology of women* (2nd ed.). Boston: Beacon Press.

Miller,J. B. (1989). Connections, disconnections and violations. *Work in Progress*,No. 33. Wellesley,MA: Stone Center Working Paper Series.

Miller,J. B. (2002). How change happens: Controlling images,mutuality and power. *Work in Progress*, No. 96. Wellesley, MA: Stone Center Working Paper Series.

Miller,J. B. (2003). Telling the truth about power. *Work in Progress*,No. 100. Wellesley,MA: Stone Center Working Paper Series.

Miller,J. B. ,Jordan,J. ,Stiver,L,Walker,M. ,Surrey,J. ,& Eldridge, N. (1997). Therapists' authenticity. *Work in Progress*,No. 8. Wellesley,MA: Stone Center Working Paper Series.

Miller, J. B. , & Stiver, I. (1997). *The healing connection: How women form relationships in therapy and in life*. Boston: Beacon Press.

Mirkin, M. P. (1990, July). The new alliance: Adolescent girls and their mothers. *The Family Therapy Networker*, 36—41.

Mirkin, M. P. (1994). Female adolescence revisited: Understanding girls in their sociocultural contexts. *Journal of Feminist Family Therapy*, 4(2), 43 —60.

Mirkin, M. P. (1998). The impact of multiple contexts on recent immigrant families. In M. McGoldrick (Ed.), *Revisioning family therapy: Multicultural systems theory and practice*. New York: Guilford Press.

Mirkin, M. P. , & Geib, P. (1999). Consciousness of context in relational couples therapy. *Journal of Feminist Family Therapy*, 11(1), 31—51.

Mitchell, S. (1988). *Relational concepts in psychoanalysis*. Cambridge, MA: Harvard University Press.

Montgomery, M. , and Kottler, J. (2005). The developing counselor. In D. Comstock (Ed). *Diversity and development: Critical contexts that shape our lives and relationships* (pp. 91—111). Belmont, CA: Brooks/Cole.

Myerson, D. E. , & Fletcher, J. K. (2000, January/February). A modest manifesto for shattering the glass ceiling. *Harvard Business Review*, 127—136.

Norcross, J. (Ed.). (2002). *Psychotherapy relationships that work: Therapist contribution and responsiveness to patient*. New York: Oxford University Press.

Oakley, A. , & Addison, S. (2005). *Outcome evaluation of a community — based mental health service for women employing a brief feminist relational — cultural model*. Paper presentated at Jean Baker Miller Research Colloquium, Wellesley College, Wellesley, MA.

Ossana, S. , Helms, J. E. , & Leonard, M. M. (1992). Do "womanist" identity attitudes influence college women's self—esteem and perceptions of environmental bias? *Journal of Counseling and Development*, 70, 402—408.

Paris, R. , & Dubus, N. (2005, January). Staying connected while nurturing an infant: A challenge of new motherhood. *Family Relations*, 54, 72—83.

Paris, R. , Gemborys, M. , Kaufman, P. , & Whitehill, D. (2007). Reaching isolated new mothers: Insights from a home visiting program using paraprofessionals. *Families in Society: The Journal of Contemporary Social Service*, 616 —626.

Pedersen, P. , Crethar, H. , & Carlson, J. (2008). *Inclusive cultural empathy: Making relationships central in counseling and psychotherapy*. Washington, DC: American Psychological Association.

Pipher, M. (1994). *Reviving Ophelia*. New York: Putnam.

Pleck, J. (1981). *The myth of masculinity*. Cambridge, MA: MIT Press.

Pollack, B. (1998). *Real boys: Rescuing our sons from the myths of boyhood*. New York: Random House.

Putnam, R. (2000). *Bowling alone: The collapse and revival of American community*. New York: Simon & Schuster.

Racker, H. (1953). *Transference and countertransference*. New York: International Universities Press.

Resnick, M., Bearman, S., Blum, R., Bauman, K., Harris, K. I., James, J., et al. (1997). Protecting adolescents from harm: Findings from the national longitudinal study on adolescent health. *Journal of the American Medical Association*, 275(10), 226—236.

Robb, C. (1988). A theory of empathy. *The Boston Globe Magazine*, Oct. 16.

Robb, C. (2006). *This changes everything: The relational revolution in psychology*. New York: Farrar Strauss.

Robb, C. (2007). *This changes everything: The relational revolution in psychology*. New York: Picador.

Robinson, T., & Ward, J. (1991). A belief in self far greater than anyone's disbelief: Cultivating resistance among African American female adolescents. In C. Gilligan, A. Rogers, & D. Tolman (Eds.), *Women, girls and psychotherapy: Reframing resistance* (pp. 87—103). New York: Harrington Park Press.

Rock, M. (1997). *Psychodynamic supervision*, Northvale, NJ: Aronson.

Rogers, C. (1951). *Client—centered therapy: Its current practice, implications and theory*. Boston: Houghton Mifflin.

Rogers, C. (1980). *A way of being*. Boston: Houghton Mifflin.

Root, M. (1992). Reconstructing the impact of trauma on personality. In L. S. Brown & M. Ballou (Eds.), *Personality and psychopathology: Feminist reappraisal* (pp. 229—265). New York: Guilford Press.

Rosen, W. (1992). On the integration of sexuality: Lesbians and their mothers. *Work in Progress*, No. 56. Wellesley, MA: Stone Center Working Paper Series.

Rutter, M. (1979). Protective factors in children' response to stress and disadvantage. In M. Kent & J. Rolf (Eds.), *Primary prevention of psychopathology: Vol. 3. Social competence in children* (pp. 49—74). Hanover, NH: University Press of New England.

Safran,J. ,& Muran,J. (2000). *Negotiating the therapeutic alliance：A relational treatment guide*. New York：Guilford Press.

Sagi,A. ,& Hoffman,M. (1976). Empathic distress in newborns. *Developmental Psychology*,12,175—176.

Sanftner,J. L. ,Cameron,R. P. ,Tantillo,M. ,Heigel,C. P. ,Martin,D. M. ,Sippel—Silowash,J. A. ,& Taggart,J. M. (2006). Mutuality as an aspect of family functioning in predicting eating disorder symptoms in college women. *Journal of College Student Psychotherapy*,21 (2),41—66.

Sanftner,J. ,& Tantillo,M. (2001). A relational/motivational approach to treating eating disorders. Paper presented at the Jean Baker Miller Training Institute Research Forum,Wellesley College,Wellesley,MA.

Sanftner,J. ,& Tantillo,M. (2004,June). Development and validation of the Connection—Disconnection Scale to measure perceive mutuality in clinical and college samples of women. Poster session presented at Jean Baker Miller Training Institute Research Forum, Mutuality：The Interface Between Relationship and Culture,Wellesley College,Wellesley,MA.

Sanftner,J. ,Tantillo,M. ,& Seidletz,L. (2004). A pilot investigation of the relation of perceived mutuality to eating disorder in women. *Women & Health* ,39 (1),85—100.

Schore,A. (1994). *Affect regulation and the origin of the self：The neurobiology of emotional development*. Hillsdale,NJ：Erlbaum.

Sears,W. ,& Sears,M. (2001). *Attachment parenting hook：A commonsense guide to understanding and nurturing your baby*. New York：Little Brown.

Seligman,M. (1991). *Helplessness*. New York：Freeman.

Senghe,P. (1990). *The fifth discipline*. New York：Doubleday.

Sharf,R. (2008). Theories of psychotherapy and counseling. Belmont,CA：Thomson,Brooks/Cole.

Shem,S. ,& Surrey,J. (1998). *We have to talk：Healing dialogues between women and men*. New York：Basic Books.

Siegel,D. (1999). *The developing mind：How relationships and the brain interact to shape who we are*. New York：Guilford Press.

Sifneos,P. E. (1979). *Short—term dynamic psychotherapy：Evaluation and technique*. New York：Plenum Press.

Simner,M. (1971). Newborn's response to the cry of another infant. *Developmental Psychology*,5,135—150.

Slater,L. ,Daniel,]. ,& Banks,A. (Eds.). (2003). *The complete guide to mental health for women*. Boston：Beacon Press.

Sommers,C. (1994). *Who stole feminism*[7]. New York:Simon &. Schuster.

Sormanti,M. ,&. Kayser,K. (2000). Partner support and relationship changes during life—threatening illness:Women's perspectives. *Journal of Psychosocial Oncology*,18,45—66.

Sparks,E. (1999). Against the odds:Resistance and resilience in African American welfare mothers. *Work in Progress*,*No.* 81. Wellesley,MA:Stone Center Working Paper Series.

Spencer,R. (2006,March). Understanding the mentoring process between adolescents and adults. *Youth &. Society*,37(3),287—315.

Spencer,R. (2007). "I just safe with him":Emotional closeness in male youth mentoring relationships. *Psychology of Men &. Masculinity*,8(3),185—198.

Spencer,R. ,Jordan,J. ,&. Sazama,J. (2004,July—September). Growth—promoting relationships between youth and adults:A focus group study. *Families in Society*,7(3),354—363.

Spiegel,D. (1991). A psychosocial intervention and survival time of patients with metastatic breast cancer. *Advances*,7(3),10—19.

Stern,D. (1986). *The interpersonal world of the infant*. New York:Basic Books.

Stolorow,R. ,&. Atwood,G. (1992). *Contexts of being*. Hillsdale,NJ:Analytic Press.

Surrey,J. (1991). The relational self in women:clinical implications. In J. Jordan,J. Surrey,&. A. Kaplan (Eds.),Women and empathy:Implications for psychological development and psychotherapy. *Work in Progress*,*No* 2. Wellesley,MA:Stone Center Working Paper Series.

Surrey,J. (2005). Relational psychotherapy,relational mindfulness. In C. Germer,R. Siegel,&. P. Fulton (Eds.),*Mindfulness and psychotherapy* (pp. 91—110). New York:Guilford Press.

Surrey,J. ,&. Eldridge,N. (2007). *Relational—cultural mindfulness*. Presentation at the Jean Baker Miller Training Institute Workshop,Wellesley College,Wellesley,MA.

Tantillo,M. (2004). The therapist's use of self—disclosure in a relational therapy approach for eating disorders. *Eating Disorders*,12,51—73.

Tantillo,M. (2006). A relational approach to eating disorders in multifamily therapy group:Moving form difference and disconnection to mutual connection. *Families,Systems &. Health*,24(1),82—102.

Tantillo,M. D. (1998). A relational approach to group therapy for women with bulimia nervosa: Moving from understanding to action. *International Journal of Group Psychotherapy*, 48(4), 477—498.

Tantillo, M. D. (2000). Short—term relational therapy for women with bulimia nervosa. *Eating Disorders: The Journal of Treatment and Prevention*, 8, 99—122.

Tantillo, M. D. (2004). The therapist use of self—disclosure in a relational therapv approach for eating disorders. *Eating Disorders: Journal of Treatment and Prevention*, 12, 51—73.

Tantillo, M. D., & Sanftner, J. (2003). The relationship between perceived mutuality and bulimic symptoms, depression and therapeutic change in group. *Eating Behaviors*, 3(4), 349—364.

Tantillo, M., Sanftner, J., Noyes, B., & Zippier, E. (2003, June). The relationship between perceived mutuality and eating disorder symptoms for women beginning outpatient treatment. Presented at the Eating Disorders Research Society annual meeting, Ravello, Italy.

Tantillo, M., Sanftner, J., & Seidlitz, L. (2004). A pilot investigation of the relation of perceived mutuality to eating disorder in women. *Women and Health*, 39(11, 85—100.

Tatum, B. D. (1993). Racial identity development and relational theory: The case of black women in white communities. *Work in Progress*, No. 63. Wellesley, MA: Stone Center Working Paper Series.

Tatum, B. D. (1997). *Why are all the black kids sitting together in the cafeteria and other conversations about race?* New York: Basic Books.

Tatum, B. D., & Garrick Knaplund, E. (1996). Outside the circle? The relational implications for white women working against racism. *Work in Progress*, No. 78. Wellesley, MA: Stone Center Working Paper Series.

Taylor, S. (2002). *The tending instinct: Women, men and the biology of our relationships*. New York: Henry Holt.

Taylor, S., Klein, L., Lewis, B., Greunwald, T, Curing, R., & Updegraff, J. (2000). Biobehavioral responses to stress in females: Tend—and—befriend, not fight—or— flight. *Psychological Review*, 107(3), 411—429.

Thomas, A., & Sillen, S. (1972). *Racism and psychiatry*. New York: Brunner Routledge.

Tolman, D. (2002). *Dilemmas of desire: Teenage girls talk about sexuality*. Cambridge, MA: Harvard University Press.

Tomkins, S. (1987). Shame. In D. Nathanson (Ed.), *The many faces of shame* (pp. 131—161). New York: Guilford Press.

Turner,C. (1984). Psychosocial barriers to black women's career development. *Work in Progress*,*No.* 15. Wellesley,MA:Stone Center Working Paper Series.

Turner,C. (1987). Clinical applications of the Stone Center theoretical approach to minority women. *Work in Progress*,*No.* 28. Wellesley,MA:Stone Center Working Paper Series.

Van der Kolk,B. A. (1998). The trauma spectrum:The interaction of biological and social events in the genesis of the trauma response. *Journal of Traumatic Stress*,1(3),273—290.

Walker,M. (1999). Race,self and society:Relational challenges in a culture of disconnection. *Work in Progress*,*No.* 85. Wellesley,MA:Stone Center Working Paper Series.

Walker,M. (2001). When racism gets personal:Toward relational healing. *Work in Progress*,*No.* 93. Wellesley,MA:Stone Center Working Paper Series.

Walker,M. (2002a). How therapy helps when culture hurts. *Work in Progress*,*No.* 95. Wellesley,MA:Stone Center Working Paper Series.

Walker,M. (2002b). Power and effectiveness:Envisioning an alternate paradigm. *Work in Progress*,*No.* 94. Wellesley,MA:Stone Center Working Paper Series.

Walker,M. (2005). Critical thinking:Challenging developmental myths, stigmas,and stereotypes. In D. Comstock (Ed.), *Diversity and development:Critical contexts that shape our lives and relationships*(pp. 47—67). Belmont, CA:Brooks Cole.

Walker,M. ,& Miller,J. (2000). Racial images and relational possibilities. *Talking Paper* 2. Wellesley College:Stone Center Working Paper Series.

Walker,M. ,& Rosen,W. (Eds.). (2004). *How connections heal:Stories from relational—cultural therapy*. New York:Guilford Press.

Walsh,M. (1997). *Women,men and gender:Ongoing debates*. New Haven, CT:Yale University Press.

Ward,J. V. (2000). *The skin we're in:Teaching our children to be emotionally strong,socially smart,spiritually connected*. New York:Free Press.

Wells,A. (2005). *Disconnections in grief and the grief of disconnection:A relational—cultural approach to understanding and working with grief and loss*. Practitioner Program Project,Jean Baker Miller Training Institute,Wellesley College,Wellesley,MA.

Westkott,M. C. (1997). On the new psychology of women:A cautionary view. In M. R. Walsh (Ed.),*Women,men & gender:Ongoing debates* (pp. 359—

379). New Haven：Yale University Press.

Williams，M. ，Teasdale，J. ，Segal，R. ，& Kabat—Zinn，J. (2007). *The mindful way through depression：Freeing yourself from chronic unhappiness*. New York：Guilford Press.

Winnicott，D. (1960). The theory of the parent—infant relationship. *International Journal of Psychoanalysis*，41，585—595.

Winnicott，D. (1963). The development of the capacity for concern. *Bulletin of the Menninger Clinic*，27，167—176.

Winnicott，D. (1997). *Playing and reality*. New York：Basic Books.

索　引

Acute disconnection,101　急性分离

Addison,Shirley,67,6　雪莉·艾迪生

Adler,Alfred,6　阿尔弗雷德·阿德勒

Aggression,101　攻击

Albee,George,98　乔治·阿尔比

Alkire,Sabina,70—71　萨拜娜·阿尔基雷

American Psychological Association (APA),72　美国心理协会

Amygdala authenticity,64　杏仁核的真实性

Amygdala hijack,44,101　杏仁核劫持

Anger,101　愤怒

Anticipatory empathy,101　预期的共情

APA Division 29(Psychotherapy),73　美国心理学会第 29 分会（心理治疗学会）

Authenticity,101　真实性

Autonomy,7　自律

Baldwin,L. ,69　L·鲍德温

Banks,Amy,10,64,82,83　艾米·班克斯

Bergman,S. ,89　S·伯格曼

Birrell,P,91　P·比勒尔

Brief Psychotherapy Centre for Women,67　为妇女开设的短程治疗中心

Burns,S. ,69　S·伯恩斯

Carlson,J. ,87　J·卡尔森

Carter,E. ,80　E·卡特

Central relational paradox,28,102　核心的关系矛盾

Charles River Women'S Program,64　查士睿华妇女计划

Chronic disconnection,45,46,102　慢性分离

Collins,Patricia Hill,28—29,30,86　帕特里夏·希尔·柯林斯

Condemned isolation,28,102　受谴责的孤立

Conflict　冲突

　　defined,5　界定

Connection-Disconnection Scale,68　联系-分离尺度

Connections,41,102　联系

Controlling images,102　控制性意象

Covington,S. ,84　S·科温顿

Crethar,H. ,87　H·克雷塔尔

Disconnections,5—7,41,70,83—84,103　分离

　　acute,5—7　急性的

　　chronic,5—7　长期的

Discrepant relational images,27,49,103　不一致的关系意象

Disempowerment　权力剥夺

　　shame,29　羞愧

Dooley,C. ,89　C·杜利

Downs,M. ,87　M·唐斯

Eating disorders,68　进食障碍

Ego,14　自我

Eisenberger,N. ,20,74　N·艾森贝格尔

Empathy,4,95,103　共情

Empirically supported therapy relationships（ESRs）,73　实证支持的治疗关系

Empirically supported treatments（ESTs）,72　实证支持的治疗手段

Evaluation,67—77　评估

Ferguson,T. ,19　T·弗格森

"Fight or flight" response,73　"战斗或逃离"反应

Five good things,25,41,103　五样好东西

Fletcher,Joyce,12,88　乔伊斯·弗莱彻

Fluid expertise,103　流动的权威性

Freud,Sigmund,19,51　西蒙尼格·弗洛伊德

　　id,ego,and super ego,13—14　伊底、自我和超我

　　transference,26　移情
Freudian psychoanalysis,13—15　弗洛伊德的精神分析
Future developments　未来发展
　　auxiliary approaches,82　辅助方法
　　counseling psychology,86　咨询心理学
　　couple therapy,79　夫妻治疗
　　eating disorders,84　进食障碍
　　family therapy,80　家庭治疗
　　group therapy,80　团体治疗
　　hospice and grief work,85　临终关怀与哀伤工作
　　need for research on clinical outcomes,92　需要研究临床的结果
　　neurobiology of relationship,92　关系的神经生物学
　　organizational applications,88—89　组织(中)的应用
　　psychoeducational groups,81　心理教育的群体
　　PTSD,83　创伤后应激障碍
　　recent nonclinical applications,88—91　近期的非临床应用
　　relational parenting,90—91　关系的(父母对子女的)养育
　　relational-cultural ethics,91　关系文化的道德规范
　　relational-cultural mindfulness,81　关系文化的留意
　　special issues and populations,83—87　特殊的问题和人群
　　substance abuse,84　滥用药品
　　supervision and training,87　监督和训练
　　therapeutic milieus and tools,79—82　治疗环境和工具
　　understanding boys and men,89—90　了解男孩和男人
　　working with the effects of marginalization,86　针对边缘化影响展开
工作

　　Genero,N. ,69　N・吉罗尼
　　Gilligan,Carol,10　卡罗尔・吉利根
　　　　morality of "care" ,11　"关爱"道德
　　Glenn,C. ,69　C・格伦
　　Goleman,D. ,88　D・格莱曼
　　Greene,Beverly,91　贝弗莉・格林
　　Growth-fostering relationships,76,103　成长－抚育关系

　　Hardwired to connect,103　联系的神经通路
　　Hartling,Linda,10,12,70　琳达・哈特林

Herman,Judith,11　朱迪斯・赫尔曼

　　Victims of Violence group,11　暴力群体的受害者

Honoring strategies of disconnection,104　敬重分离的策略

Humiliation,70—71　羞辱

Id,14　伊底

Jean Baker Miller Training Institute,12,67　吉恩・贝克・米勒培训机构

Johnson,K. ,19　K・约翰逊

Jordan,Judith,2,3,4,6,7,10,12,13,1 8,24,28,37,51,64,69,70,81,82,

84,88,90　朱迪斯・乔丹

　　Women's Growth in Connection,　妇女在联系的中成长 16,17

　　self-empathy,48　自我共情

Kaplan,Alexandra,2,3,10　亚历山德拉・卡普兰

Kayser,K.,71,72　K・凯泽

Keats,John,65　约翰・济慈

Kitayama,S. ,3　S・基塔亚马

Klein,Melanie,14　梅兰妮・克莱因

Kohlberg'S Theory of Moral Development,11　科尔伯格的道德发展理论

Kohut,H. ,15　H・科胡特

　　self-psychology model,15　自体心理学模式

Laing,B. ,29,69,70　B・莱因

"Learning from Women,"11　"向妇女学习"

Lewis,Helen Block,30　海伦・布洛克・刘易斯

Lieberman,M. ,20,74　M・利伯曼

Loss of empathic possibility,104　失去共情的可能性

Marcus,H. ,3　H・马库斯

McGoldrick,M. ,80　M・麦戈德里克

McLean Hospital Women's Treatment Program,64 麦克莱恩医院的妇女治疗计划

Miller,Jean Baker,2,3,4,6,12,13,17,26,27,28,50,69,88　吉恩・贝克・米勒

　　five good things,25　五件好东西

　　separate self,9　独立自我

Toward a New Psychology of Women,9,19 面向一种新的女性心理学

Mirkin,M. E. ,80 M・E・米尔金

Monoamine neurotransmitters,74 单胺神经递质

Mutual empathy,4,95,104 相互共情

    in early formative relatlonshlps,4 以初期形成的关系

    growth-fostering connection,4 成长—抚育关系

    as a theraputic practice of RCT,4 作为 RCT 的一种治疗实践

Mutual empowerment,105 相互授权

Mutual impact,104 相互影响

Mutual Psychological Development Questionnaire(MPDQ),69 相互的心理发展问卷

Mutual support 相互支持

    12—step programs,61 十二步计划

    Alcoholics Anonymous(AA),61 匿名的酗酒者

Mutuality,71,84,104 相互性

Myth of the Separate Self 2—3 独立自我的神话

Negative relational images,45 消极的关系意象

Newtonian physics,2 牛顿物理学

Norcross,J. ,72—73 J・诺克罗斯

Oakley,Ann,67,68 安・奥克利

Ontario Women's Health Council of the Ministry of Health of Ontario,67 安大略卫生部门的安大略妇女卫生委员会

    Oxford Poverty and Human Development Initiative,70 牛津贫困与人类发展中心

Pedersen,P. ,87 P・佩德森

Pollack,Bill,3,24,89 比尔・波拉克

Posttraumatic stress disorder 创伤后应激障碍

(See PTSD)参见(PTSD)

Power,105 权利

  over,105 控制

  with,105 拥有

Privilege,105 特权

Process 过程

    acknowledging the power of social context,57—61 承认社会背景的

权利

　　applications of RCT therapy,62—63　RCT 治疗的应用

　　assessment phase,36—38　评定阶段

　　building relational resilience,61—62　建立关系复原力

　　elements of therapy 41—50　治疗的原理

　　healing relationships,38—41　治愈关系

　　mutual empathy,46—48　相互共情

　　obstacles or difficulties with　遇到的困难或障碍

　　using RCT therapy,63—65　使用关系文化理论治疗

　　responsive therapist,51　反应敏锐的治疗师

　　short-term therapy,62—63　短程治疗

　　therapist responsiveness and authenticity,50—57　治疗师的反应与真

实性

　　therapist/client relationship,40,55　治疗师/来访者关系

　　working with empathy,46　带着共情工作

PTSD,82,83—84　创伤后应激障碍

Racial identity development,106　种族同一性的发展

Racism,106　种族主义

Radical respect,106　种族尊重

RCT Research　关系文化理论研究

　cancer patients,71　癌症病人

　humiliation,70　耻辱

　mentoring,70　指导

　mothering,72　育儿

　mutuality,68　相互关系

　neuroscience findings,73　神经科学的发现

　psychotherapy outcomes,67　心理治疗的结果

Relational Health Indices (RHI),69　关系健康指标

　theoretical models,68　理论模型

RCT. See Relational-cultural theory RCT.　参见关系文化理论

Relational awareness,106　关系意识

Relational competence,106　关系能力

Relational confidence,106　关系信心

Relational-cultural theory(RCT),1—2,13,16,20—21　关系文化理论
(RCT)

　　advances in brain science,20—21　脑科学中的进展

boundary issues,18　边界问题

chronic disconnection,16,23—24,29　慢性分离

clinical responses to,16—18　对……的临床回应

criticism of,97　的批评

early theory,11　早期理论

empathy,4　共情

feminist and social justice roots,10—13　女权主义者和社会正义根源

feminist responses to,19—20　女权主义者的回应

fundamental principles of,3　根本原则

"good conflict," 4　"好的冲突"

growth-fostering relationships,3—4　成长—抚育关系

history of,9—22　的历史

Jane Baker Miller Training　Institute,12　吉恩·贝克·米勒培训机构

meaning making,15　意义生成

and men,23—24　和男人

mutual empathy,4　相互共情

overcoming disconnections,5—7　战胜分离

psychodynamic contexts,13—16　心理动力学背景

psychodynamic theories,13—16　心理动力学理论

relational and controlling　images,6　关系与主控性意象

relationship-centered therapy,16　关系中心治疗

representing women's　and men's　voices,12　代表了女性和男性的
声音

responsive presence,5　敏锐反应地在场

self-in-relation theory,10　关系中的自我理论

separate self,18　独立自我

Stone Center Theory,10　斯通中心理论

theory,23—33　理论

therapist authenticity and responsiveness,fears about,17　治疗师的真实
性和敏锐反应,对于……的恐惧

understanding culture and its distortions,6　理解文化及其扭曲

value biases,7　价值偏见

Relational empowerment,107　关系授权

Relational images,49,107　关系意象

Relational movement,107　关系运动

Relational resilience,107　关系复原力

Relational-cultural mindfulness,106　关系文化的留意

Relational-cultural theory therapy　关系文化理论治疗
　　constructive conflict,36　建设性冲突
　　and cultural and racial differences,60—61　与文化和种族差异
　　future developments,79—92　未来发展
　　mutuality,56　相互作用
　　process,35—65　过程
　　relational resilience,36　关系复原力
　　strategies of disconnection,37　分离的策略
Resnick,M. ,73 M・雷斯尼克
Robb,Christina,10,17,18,20,58　克里斯蒂娜・罗布
　　This Changes Everything：The Relational Revolution in Psychology,13
改变一切：心理学中的关系革命
Rock,M. ,87　M・罗克
Rogers,Annie,11,13　安妮・罗杰斯
Rogers,Carl　卡尔・罗杰斯
　　client-centered therapy,16　来访者中心疗法
Rosen,Wendy,10,12　温迪・罗森

Sanftner,J. ,68,70,84,85　J・桑福特内尔
Schore,Alan. ,20,21,46,74,76　艾伦・肖勒
Scott,J. ,71　J・斯科特
Sears,Martha and William,90　玛莎・和威廉・
Self　自体
　　as construct,2　作为构成
Self-empathy,107　自我共情
Self-in-elation theory,10　关系中的自我理论
Seligman,M. ,98　E・塞利格曼
Senghe,E,88　E・桑戈尔
Separate self,9　独立自我
Separation,7　分离
Shame,29,108　羞愧
Siegel,D. ,76,99　D・西格尔
Sommers,C. ,18　C・萨默斯
Spencer,R. ,70　R・斯宾塞
Stern,Daniel,13,15　丹尼尔・斯特恩
Stiver,Irene,2,3,4,10,13,17,25,26,27,5l　艾琳・斯蒂弗
Stolorow,R. ,94　R・斯托罗

Stone Center for Developmental Studies and Services,10　斯通发展服务中心

Stone Center Theory,10　斯通中心理论

Strategies of disconnection,37,108　分离的策略

Super ego,14　超我

Surrey,Janet,2,3,10,12,28,69,79,82,84　珍妮特·萨里

Tanillo,M. ,68,　M·塔尼罗

Taylor,A. ,70　A·泰勒

Taylor,Shelly,73　谢利·泰勒

Tend-and-befriend,73　趋向和友好

Theory,vii-ix,23　方法

controlling images and shame,28—31　主控性意象与羞愧

core concepts,24　核心概念

disconnection,25—27　分离

mutual empathy and growth-fostering relationships,24—25　相互共情与成长－抚育关系

relational images (RI),26—28　关系意象

relational resilience and courage,31—33　关系的恢复力和勇气

Ting,D. ,69　D·廷

Tomkins,S. ,29　S·汤姆金斯

Tracy,A. ,69,70　A·特蕾西

Transference,26　移情

Walker,Maureen,6,7,1 0,1 2,23,29,30,86　莫林·沃克

Ward,Janie,30,41　贾尼·沃德

The Skin We're In ,30　我们的肤色

Westkott,M. C. ,19　M·C·威斯特科特

Williams,L. ,70　L·威廉斯

Women's Growth Diversity ,12　女性成长的多样性

作者简介

朱迪斯·V·约旦(Jadith V. Jordan),博士,是吉恩·贝克·米勒培训机构的主管以及卫斯理学院斯通中心的创建者。约旦博士除了在卫斯理女性中心承担职务之外,还是哈佛医学院精神病学的临床助理教授。她以优等生身份从罗德岛州普罗维登斯的布朗大学毕业之后,又在马萨诸塞州哥伦比亚的哈佛大学获得了临床心理学博士学位,并因优异的学术成绩获得了特别嘉奖。她既是麦克林医院、一所哈佛教学医院的心理训练主管,也是该院妇女研究项目的主管。在过去的20年里,她与同事吉恩·贝克·米勒、艾琳·斯蒂弗以及珍妮特·萨里一起致力于推动逐渐被人们所熟知的关系文化理论的发展。

约旦博士是《关系中的女性成长》这本书的合著者,她编写了《女性成长的多样性》和《关系的复杂性》。她发表了40多篇原创性的报告、25个章节,合著过三部著作。由于她对心理学作为科学和专业的发展做出了杰出贡献而获得了马萨诸塞心理协会的职业成就奖。她还在1999年春被梅宁格精神病与心理健康科学院评选为玛丽·玛格丽特·沃霍斯杰出教授。她获得过马萨诸塞贝尔蒙特的麦克林医院精神科每年一度的"杰出教师"奖,并被收录到了美国名人录中。她还因"[她]对科学和心理学实践的贡献获得了高度赞誉"而在 2001 年被新罕什布尔州亨尼卡的新英格兰学院授予了人文主义文学的荣誉博士学位。2002 年,约旦博士因"对女性主义心理学发展的杰出贡献"获得了一项来自女性主义治疗机构的特别奖项。她是《临床心理学杂志:会谈》和《创造与心理健康杂志》的编委会成员。她曾经在国际和国内著述、讲授和指导过关于女性心理发展、性别差异、母女、母子、共情、心理治疗、边缘化、多样性、相互性、勇气、胜任与联系、女性的性、工作场所中的性别问题、工作场所中的关系实践、新的领导模式、创伤性的分离、冲突与竞争以及自我的关系模型等主题的工作坊。约旦博士经常为有关这些话题的新闻提供启示,还曾出现在欧普拉·温弗瑞的节目中。

丛书主编简介

乔恩·卡尔森(Jon Carlson),心理学博士,教育博士,美国专业心理学委员会成员,他是一位杰出的心理学教授,在位于伊利诺伊州大学城的州长州立大学(Governors State University)从事心理咨询工作,同时,他也是一位就职于威斯康星州日内瓦湖的健康诊所(Wellness Clinic)的心理学家。卡尔森博士担任好几家期刊的编辑,其中包括《个体心理学杂志》(Journal of Individual Psychology)和《家庭杂志》(The Family Journal)。他获得了家庭心理学和阿德勒心理学的学位证书。他发表的论文有150多篇,出版图书40多部,其中包括《幸福婚姻的10堂必修课》(Time for a Better Marriage)、《阿德勒治疗》(Adlerian Therapy)、《餐桌上的木乃伊》(The Mummy at the Dining Room Tab)、《失误的治疗》(Bad Therapy)、《改变我的来访者》(The Client Who Changed Me)、《圣灵让我们感动》(Moved by the Spirit)。他与一些重要的专业治疗师和教育者一起,创作了200多部专业录像和DVD。2004年,美国心理咨询学会称他是一个"活着的传说"。最近,他还与漫画家乔·马丁(Joe Martin)一起在多家报纸上同时刊登了忠告漫画(advice cartoon)《生命边缘》(On The Edge)。

马特·恩格拉一卡尔森(Matt Englar一Carlson),哲学博士,他是富乐顿市加利福尼亚州立大学(California State University)的心理咨询学副教授,同时也是位于澳大利亚阿米德尔市的新英格兰大学(University of New England)保健学院的兼职高级讲师。他是美国心理学会第51分会的会员。作为一名学者、教师和临床医生,恩格拉－卡尔森博士一直都是一位勇于创新的人,他在职业上一直充满激情地训练、教授临床医生更为有效地治疗其男性来访者。他的出版物达30多部,在国内和国际上发表了50多篇演讲,其中大多数的关注焦点都是集中于男性和男性气质。恩格拉－卡尔森博士与人合著了《与男性共处一室:治疗改变案例集》(In the Room With Men: A Casebook of Therapeutic Change)和《问题男孩的心理咨询:专业指导手册》(Counseling Troubled Boys: A Guidebook for Professionals)。2007年,男性心理研究学会(Society for the Psychological Study of Men and Masculinity)提名他为年度最佳研究者。同时,他也是美国心理学会致力发展男性心理学实践指导方针工作小组的成员。作为一位临床医生,他在学校、社区、大学心理健康机构对儿童、成人以及家庭进行了广泛的治疗。

译 后 记

在这部著作中,朱迪斯·约旦博士以极其简短的篇幅和精炼的文笔向人们介绍了关系文化理论及其在心理学实践中的应用。关系文化理论是一种具有心理动力学和女性主义背景的心理学理论,它诞生并主要应用于心理治疗的实践中,然而它的影响并不仅限于临床实践领域,因为它在很大程度上是对当代个体主义、科学主义和由男权统治的主流心理学的彻底颠覆。作为一名女性,能参与翻译这样一部著作,不能不说是一种幸运,因为关系文化理论的很多观点都让我产生共鸣。什么代表成功? 什么是成熟? 是把自己打造得更加独立、强大、自我主宰而无需他人吗? 这是主流心理学为我们编造的一个"独立自我"的神话。也许这些以成功和独立为导向的目标在某一时候的确曾是我们努力的方向,但是作为社会中的存在,人无法摆脱各种社会关系的牵绊,因此,在相互关系中成长以及获得更加成熟、满意的人际关系对我们来说才是最为根本的。这一点似乎更容易被女性所认同。

尽管如此,我还是不得不承认,相对于我的知识结构而言,翻译这本著作是有相当难度的,幸而有郭本禹教授来同我一起完成,并承担了其中最关键的部分,这才保证了翻译工作的顺利进行。我的博士生导师马向真教授负责本书的统校工作,并给我提供了很多具体指导。我所在单位的领导,南京信息工程大学公共管理学院的周显信院长给予了我很多鼓励和支持,并提供了很多宝贵建议。在本书的前期翻译中,我的师弟刘瑞京、师妹张慧晶也承担了部分工作。还有安徽人民出版社的张旻主任和郑世彦编辑也为本书的翻译和出版付出了艰辛的劳动。在此向他们表示由衷的感谢! 由于各种原因,书中仍不免有很多不足之处,希望广大读者予以批评指正。

徐萍萍

2012 年 2 月 2 日

　　《心理治疗译丛》包括 24 本,我社在陆续引进出版,以下是美国心理学会已出版的图书书目:

　　心理治疗的基础:理论与实践的介绍

　　精神分析与精神分析治疗

　　以人为中心心理治疗

　　存在-人本主义治疗

　　理性情绪行为治疗

　　认知—行为治疗

　　情绪聚焦治疗

　　关系文化治疗

　　短程动力治疗

　　女性主义治疗

　　人际关系治疗

　　职业生涯咨询

　　心理治疗整合

　　行为治疗

　　认知治疗

　　家庭治疗

　　叙事治疗

　　现实治疗

　　……